Tommy Kwetsch

Merdensch & Mammalia

Zwei arme Schweine

Merdensch & Mammalia

Zwei arme Schweine

www.merdensch.de

Ausgabe Juni 2016
© 2016 Thomas Kerz
Auf dem Kies 12
35260 Stadtallendorf
Vertrieb: amazon.de, createspace.com
Druck: booksinprint.com

ISBN-13: 978-1534674844
ISBN-10: 1534674845

Vorwort

Ich weiß nicht so genau wer mir den Floh
ins Ohr setzte, ein Buch schreiben zu müssen.
Allerdings saugte mein Gehirn im vergangenen
Jahr so viel Erfahrungen auf, sodass sämtliche
Informationen wohl einfach nur mal raus sollen.

Ich hoffe, dass euch meine kleine,
fast wahre, Geschichte gefällt
und gleichsam zum Nachdenken inspiriert.

Euer Tommy

Inhalt

Wo sind wir?

Wir befinden uns in einer Welt voller Schweine, etwa 40.000 Lichtjahre von hier entfernt, in der gleichen Galaxie, welche als Milchstraße bezeichnet wird. Evolutionsbedingt haben sich hier auf „Laurasia" Schweine durchgesetzt und den selben Lebenszyklus durchlebt wie die Menschen auf der Erde.

Die Milchstraße

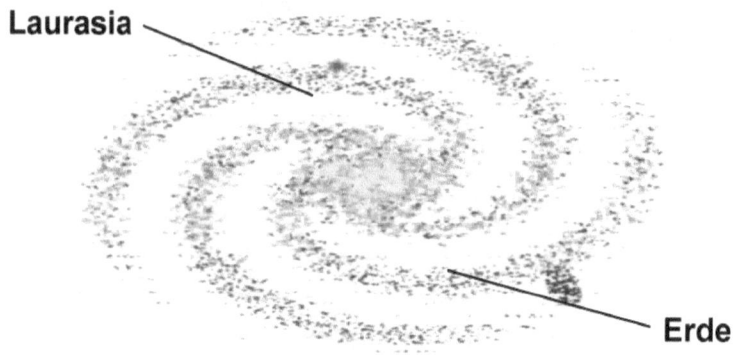

Grüne Landschaften, üppige Wälder, Berge, Flüsse, Seen, Meere. Es ist eine wunderschöne Welt - hier gibt es keine Grenzen, alles scheint in purer Harmonie abzulaufen.
„Laurasia" ist ein wenig kleiner als die Erde und hat sogar 2 Monde. Es gibt allerdings nur 2 Kontinente, welche durch zwei Weltmeere getrennt werden. Im Osten ist Linnaterra, hier lebt Merdensch mit seinem Rudel, welches zur Gattung der Hausschweine gehört. Im Westen liegt Borraterra, dort sind zum größten Teil die artverwandten Wildschweine ansässig.

Allerdings haben sich im Laufe der Zeit die Populationen ziemlich vermischt. Zum besseren Verständnis findet der Leser auf den nächsten Seiten eine kleine Illustration dieser Welt. Auf diesem bezaubernden Planeten gibt es ebenfalls die uns bekannten Jahreszeiten Frühling, Sommer, Herbst nebst Winter. Ein Tag hat 24 Stunden, eine Stunde 60 Minuten, eine Minute 60 Sekunden. Die Ähnlichkeit zur Erde ist wirklich äußerst verblüffend.

Im Laufe der Zeit haben sich in den verschiedenen Regionen der Kontinente die unterschiedlichsten Religionen gebildet. So mussten im Südosten die Säue einen Schleier tragen, um ihre Körper zu verbergen, obendrein waren sie auch nur die Hälfte Wert. Eber hatten das Sagen. In der Politik wurde diese Weltanschauung zugleich gesetzlich verankert. Im Nordosten, sowie im kompletten Westen dieser Welt waren Säue sowie Eber gleichberechtigte Bewohner des Planeten, dürfen die Schule besuchen, studieren und sich weiter bilden. Leider werden hier derzeit Kriege geführt. Früher war es, um Landgebiete oder um überlebenswichtige Ressourcen zu gewinnen. Heute kämpft man eher gegen die Andersdenkenden, meist aus religiösen, nicht nachvollziehbaren, Gründen.

Die Wirtschaft blüht, man bezahlt seinen Beitrag für das öffentlich-rechtliche Fernsehen und große Unternehmen machen Wahnsinnsumsätze. In den letzten paar Jahrhunderten erwarb auch die Forschung große Erkenntnisse über alles Mögliche. Es heißt, man wisse mehr als je zuvor über Schweine, deren Anatomie nebst deren Krankheiten. Die Universumserkundung hat gleichfalls riesige Fortschritte gemacht, es gibt zwei große Weltraumorganisationen. Zwei Unternehmereber aus Borraterra versuchen zudem, den Weltraum-Tourismus auf den Weg zu bringen. Mittlerweile besucht man in regelmäßigen Abständen die zwei Monde und bringt Gesteinsproben nach „Laurasia", um die Entstehung und Entwicklung des Sonnensystems noch intensiver erforschen zu können. Adalbert Schweinstein hatte in diesem Bereich große Theorien aufgestellt, welche nach und nach bewiesen werden sollen. Die Wissenschaft ist ein großes Thema, immer mehr Schweine studieren in den verschiedensten Bereichen. Vorwärts immer, rückwärts nimmer, lautet die Devise.

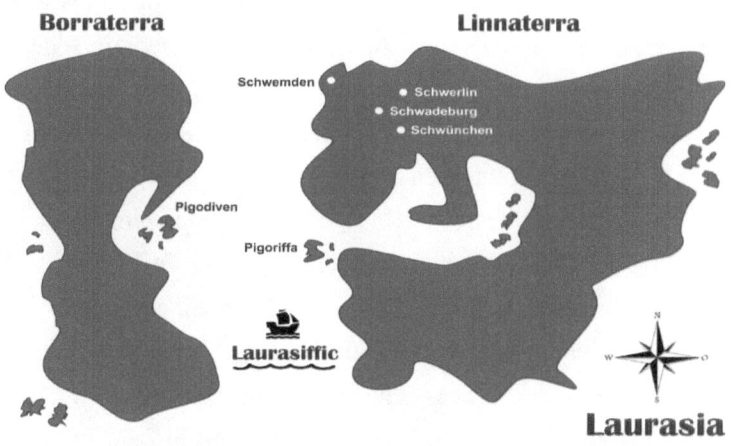

Die Währung in Borraterra ist der Schwollar, in Linnaterra wird mit dem Schweuro bezahlt. Schweinebanken regeln die Finanzen und regieren hierbei mit harten Pfoten über die geschäftlichen Abläufe. Die Politik hat schon lange nicht mehr den richtigen Blick auf des Volkes Willen. Mittlerweile haben die Zentralschweinebanken ihre Zinsen auf fast 0% gestellt,

um den Schweinebanken die benötigten Gelder zu spenden.
Von den Ottonormalschweinen kommen aber leider nur die
wenigsten an günstige Kredite heran, es sei denn diese haben
ein riesiges Einkommen, bereits etwas auf der hohen Kante, ein
Grundstück, eine andere Immobilie, oder einen Bürgen, der zur
Sicherheit seine Pfote ins Feuer legt. Von den niedrigen Zinsen
profitieren daher nur die Macher.

Etwa 4 Milliarden Schweine beherrschen hier das Geschehen.
Merdensch ist einer von ihnen. Er ist ein normales
Hausschwein mit einem ausreichenden Einkommen und einem
durchschnittlich großen Freundeskreis. Er hat auch eine Sau mit
dem schönen Namen Mammalia, sie ist ein paar Monate älter
als er und besitzt ein paar Kilos mehr auf den Rippchen, was ihr
aber vorzüglich steht. Sie hat Arzthelferin, also medizinische
Fachangestellte gelernt und arbeitet schon ihr ganzes Leben in
diesem Beruf. Wegen ihrer Ferkel hatte sie sich jedoch nie an
einen Arbeitgeber gebunden und wurde daher gerne als
Vertretung für kranke oder trächtige Genossinnen eingesetzt.
Im Laufe der Zeit kennt sie nun viele Ärzte aus den
verschiedensten Bereichen. Merdensch liebt seine Sau über
alles. Sie ist eine gefühlvolle, äußerst empathische Sau. Für ihre
Rotte ist sie zu jeder Tages- plus Nachtzeit zur Stelle und
immer bemüht, ein harmonisches Zusammensein zu
arrangieren. Besonders an den Feiertagen, wie an Weihnachten
und Ostern, hat sie gerne die gesamte Rotte um sich gesammelt.
Wer selbst ein Rudel führt, weiß wieviel dafür abverlangt wird,
dass es nicht immer einfach ist. Zusammen haben sie vier
Ferkel. Zwei Säue dazu zwei Eber. Ihre Würfe sind mittlerweile
schon erwachsen und gehen ihrem gewohnten Tagesablauf
nach.

Mammalia's erstes Ferkel, die Jungsau BiNa, hat selbst zwei Säue mit den Namen Isa sowie Mia geworfen. Beide gehen noch in die Schule, Isa in die 6. und Mia, welche 2 Jahre jünger ist, in die 4. Klasse. BiNa betreibt eine Tankstelle in Schwallendorf und fühlt sich da ziemlich eingespannt, sodass ihr Ruf nach Urlaub alle drei Monate deutlich zu hören ist. Letztes Jahr hat sie sich von ihrem Eber ErWo scheiden lassen. ErWo war schon irgendwie lustig, aber auch sehr anstrengend. Früher sind alle zusammen, jeweils im Januar, ein paar Tage in Wellnessurlaub, oder in den Schnee gefahren. Man freute sich immer mal ErWo zu sehen, war aber auch froh ihn nach 4 Tagen wieder los zu sein. Die Unstimmigkeiten zwischen ihnen wurden von Jahr zu Jahr größer, von daher kann jeder die Trennung wohl auch nachvollziehen. Derzeit ist BiNa mit einem Unternehmereber aus Schwallendorf liiert, der sich mit seinem Bruder auf Bautenschutz und Malerei spezialisiert hat. Beide planen ihre Hochzeit, welche noch in diesem Jahr stattfinden soll. Jippi - es gibt wieder etwas zu feiern.

Mammalia's zweites Ferkel, die Jungsau MiMa, ist mit MaMo verheiratet. MaMo ist nur wenige Wochen älter. Die Hochzeit der beiden war letztes Jahr. Zu Beiden, mitsamt deren wunderschöner Hochzeit, gehen wir später etwas näher ein. Denn es gibt einiges darüber zu erzählen.

Mammalia's drittes Ferkel, der Jungeber ReNo, arbeitet bei BiNa an der Tankstelle in Schwallendorf. Er hat in einer hiesigen Getränkefirma Einzelhandelskaufeber gelernt. Leider hat er das Arbeiten nicht erfunden und macht seinen derzeitigen Job, weil er es eben tun muss. Er hängt am Liebsten mit befreundeten Ebern ab und spielt bis spät in die Nacht ein Onlinespiel, wo man sich gegenseitig abschlachten muss. Darüber hinaus auch noch Punkte dafür bekommt. Angeblich sollen die Spieler sehr viel Geld damit verdienen, wenn es Zuschauer gibt, die dem Geschehen einfach nur beiwohnen. Mit seinem eigentlich doch sehr schlauen Kopf könnte er so viel mehr erreichen, wenn er nur wollte. Aber jedes Schwein findet im Laufe der Zeit seinen Weg, ist seines Glückes Schmied, denkt sich Merdensch. Außerdem spielt ReNo sehr gerne Haxenball und besucht regelmäßig die Trainingseinheiten in Schwallendorf. Da ist er mit viel Begeisterung und Engagement dabei.

Mammalia's viertes Ferkel, der Jungeber ToBo, befindet sich momentan in einer Ausbildung zum Kaufeber für Versicherungen und Finanzen. Er ist ein sehr ruhiger Typ. Als er noch jünger war merkte man garnicht, dass er überhaupt anwesend ist. Er war einfach nur da. Er macht sein Ding, und ihm gefällt es während der Arbeit feinen Zwirn zu tragen. Anzüge auf Hemden stehen ihm aber auch verdammt gut. Sein durchtrainierter, schlanker Ferkelkörper passt zweifellos noch überall rein. Wie sein Bruder ReNo spielt er gerne an seiner Konsole und hängt am Wochenende überwiegend mit seinen Freunden ab oder geht auf Partys.

Um den Zusammenhalt zu stärken haben Merdensch und Mammalia, jeweils samstags, „Brunch" eingeführt. Brunch ist ein Mittelding aus Frühstück samt Mittagfressen. Merdensch kreiert gerne Trüffelei mit Knollen, einschließlich einer abwechselnden Fleischbeilage, zur zusätzlichen Sättigung. Da

Schweine Allesfresser sind, ist die Auswahl an Möglichkeiten schier unendlich. Er holt regelmäßig frische Brötchen vom Bäcker, oder hat auch selbst mal welche gebacken. Es dauerte aber einige Zeit bis die genießbar, beziehungsweise nicht so hart waren. Man wird beim Brunch auf dem Laufenden gehalten, was jeden derzeit so beschäftigt. Hierbei wird immer viel gelacht. Mittlerweile sind MiMa und MaMo ausgezogen, sie fehlen beim Brunch. Die männlichen Ferkel ReNo und ToBo lassen sich zudem nur noch blicken, wenn sie gerade mal hungrig sind. Meistens kommen sie 10 Minuten später, nachdem Mammalia sie beigerufen hat. Merdensch vermutet, dass sie Angst haben etwas helfen zu müssen. Meistens müssten sie ihr Computerspiel noch zu Ende spielen.

Diese lustige Schweinefamilie hat sich auch einen Schweinehund mit dem Namen Fiete zugelegt. Wie kam es dazu? Ihre Jungsau MiMa wohnte damals noch bei Merdensch und Mammalia in deren Bretterbude. In ihrem Kopf reifte der Gedanke, sich eine Katze zum Kuscheln zu holen. Mammalia war von dieser Idee nicht all zu sehr begeistert. Sie liebt zwar Tiere über alles, aber Katzen sind ihr zu eigensinnig, hören nicht und machen, ihrer Meinung nach, mit ihren scharfen Krallen vieles kaputt. Sie besprach ihre Bedenken mit MiMa und sie beschlossen anschließend, sich einen Schweinehund zuzulegen. Merdensch wurde dann vor vollendeten Tatsachen gestellt.

Das Internet durchstöbern, können Mammalia und MiMa gut. Sie suchten nach einem kleinen Mischlingswelpen ohne Unterfell, damit der Stall nicht mit Haaren übersät wird. Sie fanden tatsächlich ein bebildertes Inserat eines Züchters, der kleine Wollknäule in Weiß, mit schwarzen Flecken anbot. „Meine Güte sind die süß. Klein, niedlich, zum Knuddeln, so einen wollen wir", träumten sie im Kanon. Weil Säue immer das haben wollen, was in deren Schweineköpfe herumschwirrt, rief Mammalia dort umgehend an. Es war nur noch ein Rüde da, alle Anderen wären schon vergeben. „Egal, die sind einfach zu goldig. Bitte reservieren sie den für uns, wir holen ihn heute noch ab", besprach Mammalia mit dem Züchter.

Bei dem Züchter angekommen, war die kleine Herde draußen, zum gemeinsamen Pippi machen. Er zeigte ihnen ihren Welpen, der hektisch mit seinen Geschwistern herum hüpfte. Merdensch, Mammalia und MiMa waren sofort in ihn verliebt. Es war ein wenig regnerisch, so war er ziemlich nass, deshalb hüllten sie den Kleinen in eine Decke. Auf dem Rückweg fing es an, sehr merkwürdig zu riechen. Genau genommen stank es bis zum Himmel. Der kleine Schweinehund Fiete hatte mächtig Angst. Er zitterte und pupste unentwegt, dann noch das halb nasse Fell. Sogar für Schweine war der üble Geruch gewöhnungsbedürftig. Die Fenster des Wagens mussten von Zeit zu Zeit geöffnet werden, die Fahrt hätte sonst niemand überstanden.

Es kam wie erwartet, MiMa ging den ganzen Tag arbeiten, Fiete musste zu Mammalia. Die anfangs große Euphorie ließ bei MiMa schnell nach, es war für sie mehr Arbeit als gedacht. Sie wollte darüber hinaus jedes Wochenende mit MaMo ausgehen, ein bisschen feiern. Da blieb nur wenig Zeit für den Schweinehund. Mammalia nahm ihn natürlich sehr gerne in ihre Obhut. So wohnt er fortan bei ihr und Merdensch, er ist nun fester Bestandteil der Rotte.

Fiete ist nicht ihr erster Schweinehund. Vor ihm hatten sie einen weiblichen Schäfer-Collie-Mix, die leider im hohen Alter verstarb. Sie war wesentlich größer als Fiete, eine treue Seele, dazu absolut gehorsam. Sie ging des öfteren alleine Gassi, spurtete wie ein geölter Blitz einhundert Meter in Richtung Feld, erledigte ihr Geschäft und rannte wieder zurück. Bei Fiete ist so etwas undenkbar. Ihn losgelassen und ... weg ist er. Es hilft nicht mal ein lautes Gegrunze, er wirkt da wie taub. Eigentlich ist es ein lieber Schweinehund, wenn er nicht so anstrengend wäre. Sein Gepiepse und Gejammer, wenn Mammalia mal aus dem Haus ist, sind nur zu ertragen, wenn ein Schwein mit ausreichend guten Nerven gesegnet ist. Zum Glück ist er aber leicht durchschaubar und in seinem Verhalten sehr berechenbar, wie Schweinehunde nun mal so sind. Wenn er zu weit geht, genügt ein kurzes Grunzen, damit er in Deckung geht. Ruhe ist. Wenn ihn Mammalia mal vom Tisch mitfressen lässt, verweigert er zwei Tage lang seine eigene Nahrung, weil er denkt, dass noch etwas Besseres kommt. Ein verwöhnter Schweinehund ist das.

Zusammen leben sie in einer zweistöckigen Bretterbude mit Keller in Nidderschween, einem der Vororte von Schwallendorf. Schwallendorf ist eine Arbeiterstadt im Kreis Schwadeburg, mit vier Vororten und insgesamt etwa fünfundzwanzigtausend Mitbürgern. Die meisten Einheimischen arbeiten in einer der zahlreichen Fabriken. Hier wird zum Beispiel die leckere Schokolade der Firma Cerderro hergestellt, dessen vielseitige Produkte nach ganz Laurasia exportiert werden. Cerderro Knutschis sind bestimmt überall bekannt. Dort arbeiten sehr viele der Säue in sogenannten Haussauenschichten, um Waffeln aus den Maschinen zu holen, Nüsse in Schokolade zu schmeißen oder einfach nur das fertige Ergebnis zu kontrollieren. Die meisten Eber arbeiten in einer Fabrik, einer sogenannten Eisengießerei, die vornehmlich für die Herstellung von Fahrzeugteilen vor Ort ist. Weiterhin haben sich ein paar Speditionen, Werkstätten und jede Menge Einzelhändler angesiedelt.

Auf 180 Quadratmetern haben Merdensch und seine kleine Herde genügend Platz, um sich, wenn nötig, mal aus dem Weg gehen zu können. Einen Garten haben sie auch. Als die Ferkel noch kleiner waren hat Merdensch, jedes Jahr im Sommer, ein Schlammloch gegraben. Zunächst hatte dieses eine runde Form mit einen Durchmesser von 3 Metern. Das Plantschbecken wurde von Jahr zu Jahr größer und ovaler, bis plötzlich keiner mehr rein wollte. Mit der Größe sank nämlich auch die Temperatur des Schlammes, da half auch keine sonnenregulierte Heizung mehr. Nun befindet sich an dieser Stelle ein ovaler Kreis ohne Rasen. Das Grundstück ist mit einer hohen Hecke umrandet. Merdensch hasst es, alle zwei Wochen den Rasen zu mähen und zweimal im Jahr die Hecke mittels Heckenschere trimmen zu müssen. Es ist immer eine Schweinearbeit die mehrere Tage dauert, bis er damit fertig ist. Er macht es jedoch in Etappen, weil Bewegung quasi irgendwie gut tut und gesund ist. Körperliche Arbeit ist nun mal nicht sein Ding. Er ist eher ein Denker ... denkt er.

In seinen langen Lebensjahren hat Merdensch schon viel erlebt, und er ist ein logisch denkender Eber. Na ja nicht immer, er lebt gerne mal auf etwas größeren Haxen. Er hat in jedem Zimmer einen großen Flachfernseher und fährt gerne in den Urlaub. Gibt also das Verdiente schnell wieder aus. Er sieht sich selbst zwar als großzügig, aber nicht verschwenderisch an. Sein Vater AfLo, seine Mutter DoRia sowie eine seiner zwei Schwestern, CoNa, leben nun schon seit Ewigkeiten auf einer verführerisch schönen Insel namens Pigoriffa, mitten im Laurasiffic. Laurasiffic ist eines der Weltmeere, welches die beiden Kontinente Linnaterra von Borraterra auf „Laurasia" trennt. Merdensch's Schwester CoNa hat einen Eber, zudem ein weibliches kleines Ferkel. Auf Pigoriffa überwintern gerne die älteren Schweine und genießen dort ihren Lebensabend. Durch das kontinuierlich wärmere Klima wird dieses Eiland gleichfalls „Insel des ewigen Frühlings" genannt. In diesem Gefilde herrscht ein gemütliches Flair, die Einwohner lassen sich nicht hetzten. Sie halten mittags gerne Siesta, um bei den häufigen Fiestas am Abend länger durchhalten zu können.

Seine andere Schwester SiVa, eine gelernte Bürokaufsau, wohnt mit ihrem Lebenseber, sowie einem ihrer zwei Söhne ebenfalls in Schwallendorf. Sie ist zufrieden mit dem was sie hat. Der Andere ihrer Söhne lebt mittlerweile wieder bei ihrem Ex-Eber, von ihm hatte sie sich schon vor langer Zeit getrennt. SiVa lässt sich gerne bemitleiden. Merdensch's Auffassung nach ist sie unglücklich über ihr Leben, mitsamt dessen Verlauf. Sie erlitt vor einigen Jahren einen Schlaganfall und beherrscht seitdem das Lesen und Schreiben nur noch zu 80%, das bessert sich aber wieder im Laufe der Zeit, heißt es. Sie bezieht nun

Invalidenrente und muss damit ihren Alltag bestreiten. Ihr neuer Eber unterstützt sie wo es nur geht, obendrein passen sie gut zusammen.

Merdensch hatte nach seiner Schulzeit eine Ausbildung zum Energiegerätemechaniker, sowie anschließend zum Elektroanlageninstallateur absolviert. Weil er nicht zur Keilerrarmee wollte, hängte er eine Ausbildung zum Lokomotivführer an, da man dort Beamter im Staatsdienst war und nicht eingezogen werden durfte. Damals wurden noch die Eber dazu gezwungen das Revier zu verteidigen, falls Schweine gegenseitig über sich her fallen sollten. Er konnte es sich einfach nicht vorstellen, mit zwanzig Kilo Marschgepäck auf dem Rücken durch den Matsch zu kriechen, oder als Zivildienstleistender im Altersheim arbeiten zu müssen. Überdies noch zu einem Hungerlohn. Durch verschiedene Lebensumstände ist Merdensch letztlich Softwareentwickler geworden. Ja, auch Schweine haben Computer, Internet und sogar WLAN.

Vor ewigen Jahren hatte er zusammen mit seinem Vater und seiner Schwester CoNa eine Firma gegründet. Ursprünglich stellten sie eine Börsen-Software her, mit deren Hilfe die Anleger brühwarme Aktien- und Fondskurse einlesen und ihr aktuelles Portfolio auswerten konnten. Da hier die Konkurrenz zu groß war, haben sie diese nach ein paar Jahren eingestellt und sich einer Websoftware zugewandt, welche speziell für den Verkauf von „Artikel für Volljährige" gedacht ist. Der Gesetzgeber achtet mit einem Ferkelschutzgesetz darauf, dass diese Artikel nicht für Minderjährige zugänglich sind. In erster

Linie werden dort Filme und Spiele gehandelt. Hier kommt das Haupteinkommen her. Das Webportal besteht noch heute und ist mächtig gut besucht. Es gibt hier immer was zu tun oder zu verändern, denn in diesem Bereich schläft die Konkurrenz nicht.

Einige Jahre zuvor – Im April

Da lag er nun, in seinem Patientenbett der Universitätsklinik Schwadeburg und überlegte, warum ausgerechnet er, mit seinen wenigen Lenzen, durch den Notarzt und mit der Blaulicht blinkenden Krankenkutsche hierher transportiert werden musste. Schwadeburg ist übrigens die Kreisstadt des Landkreises, in dem Merdensch und Mammalia leben. Mit etwa achtzigtausend dort wohnenden Schweinen ist Schwadeburg ein kleines, überschaubares Städtchen. Wobei bestimmt zwanzigtausend davon Studierende sind, denn an jenem Ort befindet sich die älteste, noch existierende, protestantisch gegründete, Universität von Laurasia.

Merdensch's Schmerzen waren annähernd stark wie ein Erdbeben, fast unerträglich. Ohren, Kiefer, Hals und Schweinebrustbereich drückten dermaßen, als würden 20 Kilo Tröge auf seiner Brust abgestellt. Er riss sich förmlich die Kleidung vom Leib, als die Schmerzattacken akut waren. Die Symptome wiesen auf einen Herzinfarkt hin, was sich auch nach einer Blutuntersuchung und einem Elektrokardiogramm als richtig herausstellte. Genau genommen hieß die Diagnose: NSTEMI der Vorderwand, also ein Myokardinfarkt ohne ST-Strecken-Hebung im EKG. Eine Arterie wurde mit einem Stent erweitert, damit sein Herz wieder ordentlich durchblutet werden konnte.

Merdensch's Herz Arterie

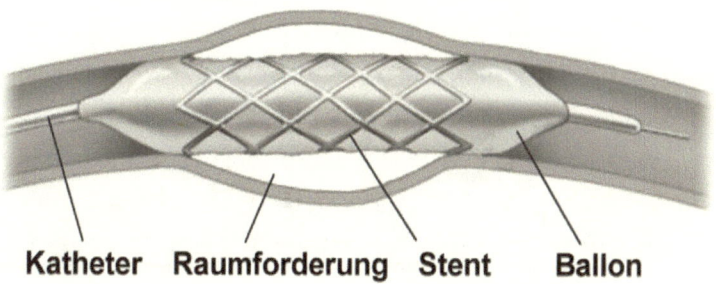

Katheter   Raumforderung   Stent   Ballon

Der Stent diente als Gefäßstütze. Er sollte die Gefäße offen halten, in dem der Arzt mit einer Ballonerweiterung eine Engstelle aufdehnte. Bei seinem Stent handelte es sich um ein Edelstahlgeflecht von etwa zwei Zentimetern Länge. Der Wutzedoktor platzierte unter Röntgenkontrolle dieses Metallgeflecht über einen Ballon-Katheter an der Engstelle. Durch Druckbefüllung des Ballons mit Kontrastmittel entfaltete sich der Stent, der auf dem Ballon saß. Als bei der Untersuchung das Kontrastmittel in Merdensch lief und sich in seinem Körper verbreitete, wurde ihm schlagartig so warm, dass er mehrfach hinter einander seine Blase entleeren musste. Merdensch machte Schweinerei, es war ihm peinlich.

OK, er hatte die typisch verdächtigen Voranzeichen ignoriert. Er rauchte Pfeife, hatte höheren Blutdruck, desweiteren schlechte Cholesterinwerte. Zumindest entnahm er das den Angaben während den Voruntersuchungen. Sein Gewicht war auch nicht soooo optimal, entsprach demnach keineswegs dem Schweine-Maß-Index. Ein paar Kilos mehr hatte er schon auf seinen Rippchen, um sich als ideal gewichtig bezeichnen zu können. Er mästete sich bei passenden Gelegenheiten gerne mal. Diese Verhaltensweise ist irgendwie ein No-Go für jedes Schwein. Auch waren seine Großmutter kurz zuvor, nach einer Herzklappen-Operation und sein blutsverwandter Onkel, während einer Herzkatheteruntersuchung, verstorben. Angeblich wären Unpässlichkeiten am Herz ein Handikap in seiner Herde, ein erblich weitergegebenes Übel. Sein Vater AfLo betonte dies immer wieder überwältigend bei diversen Telefongesprächen.

Dagegen spürte er, dass es eher der Stress war, der diesen Infarkt auslöste. Im Januar hatte Merdensch, gemeinsam mit seinem Vater und seiner Schwester CoNa, beschlossen, die Webseite auf eine neue Software umzustellen. Ein Programmierer aus Pigoriffa hatte bereits einige Monde gebraucht, um dieses Wunderwerk halbwegs fertig zu stellen. Man darf nicht vergessen, auch seine Arbeit musste bezahlt werden. Die Umsätze gingen aufgrund der absolut veralteten Software dramatisch zurück. Im Rahmen seiner bislang erlernten Möglichkeiten programmierte auch Merdensch mit. Er konnte dadurch seine Kenntnisse der Projektorientierung ausweiten. Selbstständig Geld zu verdienen ist nicht mehr so leicht, früher war das bestimmt einfacher gewesen. In der aktuell schnelllebigen Zeit sind die Schweine nur noch hinter dem schnöden Mammon her. Geld regiert hier die Welt. Hast du nichts, bist du nichts. Eigentlich schon traurig.

Es kam wie es vorherzusehen war, die Umstellung der Daten begann – die Seite ging Online … und nichts funktionierte. Knapp drei Monate musste nun jeden Tag bis spät in die Nacht gearbeitet werden, was ja eigentlich kein Problem darstellte. Merdensch fühlte sich auch belastbar, sah aber seine Existenz bedroht und klotzte voll rein. Die Beschwerde-E-Mails der angemeldeten Mitglieder wurden nach und nach weniger und das Portal begann wieder halbwegs stabil zu laufen. Es war eine echt harte Zeit, er sah sich zeitweise überfordert. Merdensch bemerkte da irgendwie einen klaren Zusammenhang mit seiner „Erkrankung", dieses wollte aber keiner so richtig hören. Es hieß immer wieder: „Ja ja der Stress und die Pfeifen, das hört man oft".

Auf Anraten der Doktoren machte Merdensch eine Reha. Allerdings konnte er diese nur ambulant durchführen, weil seine Rentenkasse nicht für die Kosten aufkommen wollte. Da Merdensch seit seiner Volljährigkeit selbstständig war, zahlte er nur wenige Monate in die besagte Rentenkasse ein, die sich verständlicherweise weigerten die Kosten zu tragen. Ein Lichtblick, seine private Krankenversicherung latzte letztlich immerhin 75 Prozent seiner Reha-Rechnung. In der Einrichtung lernte er den Umgang mit Nahrungsmitteln, wie er auf seinen Schweinerücken achten muss und wie er leichte Kreislaufübungen mit diversen Sportgeräten macht. Er kam sich vor wie ein uralter Eber. Seines Erachtens war diese Reha nur Geldmacherei, da effektiv nichts dabei herum kam. Der Leiter der Reha-Klinik, ein spezieller Professor für koronare Erkrankungen, riet ihm anschließend täglich ein wenig zu laufen, ohne zu schnaufen. Das kam Merdensch sehr gelegen, weil ohne zu schnaufen, klang super. Er drehte seither, bis heute, täglich eine dreißig minütige Runde im Ort und nahm bei der Gelegenheit den Schweinehund Fiete mit, der sich konstant darauf freut und mittlerweile den Spaziergang obendrein einfordert, als ginge es dabei nur um ihn.

Sein Rudel stand in der Krankenhauszeit durchgehend zu ihm. Alle haben ihn täglich besucht und sie waren nach einer endlos wirkenden Woche froh, ihr Alphatier wieder in ihren Reihen zu haben. Nach seinem Aufenthalt in der Klinik wollte er zunächst sein Leben ruhiger angehen und weitestgehend den ungeliebten Stress vermeiden. Er wollte knapp zwei Monte lang „Einfach nur da hocken" und andere Schweine beobachten. Die Zeit verging und der Alltag hatte ihn schnell wieder. Er arbeitete aber nun systematischer als früher, einmal im Jahr war Urlaub angesagt, die Ernährung weitestgehend auf Gesund umgestellt, die verschriebenen fünf verschiedene Medikamente wurden regelmäßig genommen und die Schweinewelt war wieder in Ordnung.

Mammalia suchte nach seinem Herzkasper eine Psychologin auf, um ihre Erlebnisse mit Merdensch's Krankheit zu verarbeiten. Er hatte sie stets zu ihren Terminen hingefahren, ging in Ruhe einen Kaffee trinken und holte sie eine Stunde später wieder ab. An einem Tag hatte diese Psychologin Merdensch ebenfalls in ihren Behandlungsstall gebeten und ihn gefragt, was er jetzt gerne machen würde. Er überlegte nicht lange und meinte. „Ich würde gerne ein Buch schreiben", „aber meine Geschichte, eines NoName, wird wohl niemanden Interessieren". Er hätte sowieso sehr wenig Material dafür gehabt.

Letztes Jahr Januar

Merdensch und Mammalia freuten sich auf ein tolles Jahr.
Hochzeit war angesagt. MiMa und MaMo waren das glückliche
Paar, welches im Juli, mit dem Ja-Wort und anschließend
geplanter Hochzeitsreise, auf die Pigodiven, ihr Glück
abrunden wollten. Einige Babyferkel standen ebenfalls auf der
ToDo-List. Pigodiven, da wollte Merdensch auch schon seit
Ewigkeiten hin. „Diese dauerhaft warmen Temperaturen, das
olivblaue Meer, der schneeweiße Strand, die grasgrünen
Palmen, einfach nur göttlich", stellte Merdensch sich vor. Die
lange Reisezeit in einem beengten Flugzeug und die hohen
Reisekosten dafür, schreckten ihn bisweilen immer ab.

Mammalia's Ferkel MiMa hatte nach einer Ausbildung zur
Hotelfachsau in einer Bäckerei gearbeitet und tut es noch bis
heute. Sie ist scheinbar mit ihrem Leben zufrieden und macht
neben MaMo einen sehr glücklichen Eindruck. Sie ist vom
Wesen her eher explosiv und geht gerne mal schnell in die Luft,
bei falsch verstandenen Worten. Alles in allem gesehen ist sie
eine äußerst hübsche, liebenswerte Sau. MaMo hatte seine
Ausbildung zum Polizisten abgeschlossen und soll in
absehbarer Zeit zum Beamten gekrönt werden. Alles rottscher,
so zu sagen. Er hat ein entspanntes und abgeklärtes Wesen,
betrachtet Angelegenheiten eher nüchtern und reagiert niemals
impulsiv, außer vielleicht beim Thema Haxenball. Neuerdings
ist er auch Bartträger, das ist derzeit auf „Laurasia" voll IN bei
den jüngeren Ferkeln. Er weiß genau wie er mit MiMa
umgehen muss, um unnötigen Stress und Streitigkeiten zu

vermeiden. Wie sich Mammalia mit Vorliebe ausdrückt, ein „Traum-Schwiegereber".

Beide kennen sich schon seit der Schulzeit, konnten sich aber damals überhaupt nicht leiden, waren sich demnach nicht so sympathisch. Liebe kommt nicht immer auf den ersten Blick. Sie haben vor kurzer Zeit einen Stall in Schwallendorf angemietet und sich wohnlich eingerichtet. Geplant ist, sich eine eigene Bretterbude zu kaufen oder sogar neu zu bauen, sobald MaMo in seinem Beruf gefestigt wäre und das Einkommen dafür zur Verfügung steht. Der gemietete Verschlag ist etwa 90 Quadratmeter groß, im Dachgeschoss einer Zweifamilienscheune. Ein Zimmer hatte sich MaMo reserviert, in welchem er einen Schreibtisch und seinen Polizeischrank für die Uniformen platzierte. In der Mitte des Raumes steht noch der TischHaxenball, den er im letzten Jahr von der Sippe zu Weihnachten geschenkt bekam. Dieses Areal darf später das Ferkelzimmer werden.

MaMo's Mutter Frasa wurde im südlichen Teil von Linnaterra geworfen, einer stiefelförmigen Halbinsel in der Mitte des Kontinents. Mit ihrem südländischen Charme und ihrem ruhigen Wesen ist sie eine gern gesehene Zeitgenossin. Vom Durchschnitt her gesehen eher eine sehr kleine und auch schlanke Sau. MaMo's Vater Jureb, Polizist bei der Bundespolizei, hatte es mehrfach, wie er selbst gern erzählte, mit den „Schweren Ebern" zu tun. Meist merkte man es ihm an, dass er energisch und bestimmend auftreten muss, obwohl auch er eher schmächtig und schlank erschien. In seinem Beruf muss man richtig taff sein.

Merdensch und Mammalia haben sich im Laufe der Zeit mit Jureb und Frasa angefreundet. Sie hatten im Jahr zuvor, im September, gemeinschaftlich einen Kurztrip nach Schwürnberg unternommen, um dort eine Veranstaltung von „Ciso Milano" zu besuchen, einem Schweinehundflüsterer aus Zentral-Borraterra, den sie aus dem Fernsehen kannten. Er brauchte einen Schweinehund nur überzeugend anzuschauen, und schon akzeptierten sie ihn als Führer und Meister. Die Karten waren jeweils ein Wurftagsgeschenk vom MiMa und MaMo. Abends hatten sie noch bis spät in die Nacht im Hotel gesessen und bei mehreren gemütlichen Bieren einfach über Gott und Laurasia gegrunzt.

Jureb bekam nur einen Tag Urlaub genehmigt, deshalb sind Merdensch und Mammalia bereits einen Tag früher, als Jureb und Frasa, nach Schwürnberg gereist. Sie wollten ein komplettes Wochenende verbringen, um die Stadt etwas genauer auszuspähen. Merdensch überlegte sich, was sie dort anstellen könnten. Nur sinnlos durch die Innenstadt zu rennen, da hatte er nicht die richtige Lust drauf. Zumal es zwischenzeitlich überall dieselben Geschäfte, diverser Ketten gab. „Shoppen ist im Laufe der Jahre uninteressant geworden und Innenstädte verloren dadurch ihren individuellen Charakter", dachte sich Merdensch. Er fand in einem kleinen Reiseführer heraus, dass es in Schwürnberg das größte 3D-Kino von Linnaterra gab. Es lief im Moment auch ein Film, den ihn interessieren könnte. „Beschützer der Galaxie" hieß er, das hörte sich vielversprechend an, denn Science-Fiction wirkt erst so richtig in großen Kinos. Besonders wenn bei tiefen Bässen

der Sitz wackelt. Mammalia meckerte: „Kino? So ein Mist!".
Merdensch ließ sie meckern und sie zogen los.

Schwürnberg - Ein schönes und ziemlich großes Städtchen. Am
Platze gab es auch eine U-Bahn, mit der Merdensch und
Mammalia schnell in die City und wieder zurück transportiert
werden konnten. Da ein Bahnhof direkt neben dem Hotel
gelegen war, nutzten sie die praktische Gelegenheit, damit hin
und her zu reisen. Sie stiegen direkt vor dem Kino in der
Altstadt aus und sahen, dass ein alljährliches Altstadtfest
gefeiert wurde. Weil sie noch zwei Stunden Zeit hatten, bis der
Film anfing, wurde dieses umgehend besucht. Sie gingen eine
Runde dieses traditionsreiche Fest ab, es gab Weißbier und an
fast jeder Ecke diese berühmten Schwürnberger Wurzelknollen.
Etwas überteuert, aber ..... lecker lecker. Mit gutem Geschmack
hatten Merdensch und Mammalia ihre Erfahrungen.

Der Kinobesuch lohnte sich, auch Mammalia war letztendlich
glücklich und schwärmt noch heute von diesem Tag. Die
Leinwand war riesig und das 3D Erlebnis einmalig. Dort gab es
keine gewöhnlichen Kinositze, das waren richtig breite
Kinosessel, auf denen sogar Merdensch mit seinen etwas
breiteren Schenkeln, auf beiden Seiten Platz zum Hin- und Her-
rutschen hatte. Die Kinoscheune war auch beeindruckend hoch
und die Sesselanordnung so steil, dass jeweils das
Vorderschwein erst mit seinem Kopf zu den Haxen des
Hinterschweins saß. So war der Blick auf die Leinwand nie
beeinträchtigt. Zum Glück war der Film auch nicht so gut
besucht, nur zwanzig weitere Schweine hatten sich für diese
Vorstellung in der Kinoscheune Tickets besorgt. Keiner in der

Nähe, der die Soundeffekte durch Trüffeltütengeknietsche oder Schlürf- und Schmatzgeräusche störte. Bevor es losging organisierte Merdensch im Vorraum noch gefrorene Insektenlarven auf Popcorn und Gesöff. Das gehörte einfach dazu, er selbst hörte sich ja nicht.

Im selben Jahr dieses Kurztrips, im November, wurde Jureb die Diagnose Futterkanalkrebs gestellt. Die behandelten Ärzte der Universitätsklinik Schwadeburg fingen bei ihm sofort mit einer Chemotherapie an, um den Tumor erst einmal zu verkleinern. Bei einer geplanten Operation Ende Februar sollte der befallene Teil des Futterkanals entfernt werden. Die Operation sei kompliziert, da man hier nur von der Seite heran käme, meinte Jureb. Rippchen durchschneiden, Lunge zur Seite legen und dann oberhalb des Verdauungsorgans den bösen Tumor raus schneiden. Dann sollte der Magen wieder mit dem Futterkanal verbunden werden. Fehlen täte allerdings der Schließmuskel, der sich aber neu Formen würde, laut Vorhersagen. „So etwas wünscht man nicht mal seinem ärgsten Feind", urteilten Merdensch und Mammalia.

Letztes Jahr Februar

MiMa hatte einen Termin in einem Laden gemacht, der auf den Verkauf von Brautkleidern spezialisiert war. Neben den Engsten ihrer Saubande, lud sie auch ihre Mutter Mammalia und ihre Schwester BiNa zur Anprobe ein. Sie machten sich auf den Weg, vier Flaschen Sekt sollten zur Stimmungsmache beitragen. MiMa probierte reichlich verschiedene Hochzeitskleider an. Am Ende des Tages fand sie endlich eines, was ihr gefiel. MaMo lies sich bei der Wahl seines Anzuges mehr Zeit und machte sich keine Sorgen, noch rechtzeitig einen zu finden. Mit seiner sportlichen Figur brauchte er sich auch keine Gedanken zu machen, für ihn gab es Anzüge genug. Säue sind in ihrer Auswahl der Kleidung viel euphorischer, denn die Angst kein Passendes zu finden spukt in ihren Köpfen unwillkürlich herum. Merdensch war natürlich nicht mitgefahren, zum Einen ist das Sausache, zum Anderen hielt er es auch für Zeitverschwendung. Immerhin brauchten diese den ganzen Tag, viel zu langweilig für Eber. Er hatte ja einen Anzug, den er zu jedem Anlass trug und machte sich lediglich Gedanke darüber, wie er drei Kilogramm in nur fünf Monaten abnehmen sollte, um in das schicke Teil wieder rein zu passen. Merdensch war kein Anzugträger, im Alltag liebte er es Jeans und Hawaii-Hemden zu präsentieren, am Besten locker flockig in XXL. Hiervon hatte er eine recht große Auswahl, um mehrfach in der Woche wechseln zu können. Als Top-Modell würde er sowieso keinen Preis mehr gewinnen.

Nur eine Woche später spürte Mammalia ein Knötchen und ein

leichtes Ziehen an ihrer rechten Zitze. Praktischerweise
arbeitete sie zu dieser Zeit in einer gynäkologischen
Gemeinschaftspraxis zweier Säueärztinnen. Sie bat eine ihrer
Chefinnen nachzuprüfen, ob da etwas ernsthaftes sein könnte.
Vor einigen Jahren wurde bereits an der linken Zitze ähnliches
gefunden, was sich aber nach einer Stanzentnahme
glücklicherweise als Kalkablagerung entpuppte. Die erste
Diagnose war diesmal: „Ja, da ist etwas". Das könnte man aber
nur in der Universitätsklinik Schwadeburg genauer feststellen.
Ratzfatz war dort ein Termin gemacht, da wird nicht lange
gefackelt. Das Warten auf die Untersuchungen kamen
Merdensch und Mammalia wie eine Ewigkeit vor. Bis man an
die Reihe kam, war immer noch jemand anderes vor einem. Es
war so weit. Zitzenstanze und anschließende Mammografie,
dann wieder warten. Eine halbe Stunde später wurde Mammalia
unter ernsten Gesichtszüge der Fachleute zurück in das
Untersuchungszimmer gebeten. Merdensch begann sich Sorgen
zu machen und wartete mit sieben anderen Schweinen im
Wartebereich der Abteilung. Weitere 10 Minuten folgend wurde
auch er hineingerufen und sah seine Ehesau weinend auf der
Untersuchungsliege sitzen. Die ersten Untersuchungen ergaben
wohl nichts Gutes.

„Oh je", grübelte er, „Was mag denn nur los sein?".
Ein weiterer Arzt und eine Ärztin wurden herbeigerufen,
welche das Ultraschallgerät umgehend in die Pfoten nahmen und
auf ihren Zitzen herumfuhrwerkte. Ab und zu entfleuchte ihr
ein „Hmm", aber auch ein "Aha". Dann legte sie das Gerät bei
Seite und meinte, dass eventuell ein Tumor gefunden wurde,
der nicht gutartig aussah. Man müsste zwar weitere

Untersuchungen anstellen um sicher zu gehen, machte aber nicht die große Hoffnung, dass sie sich irren könnte. Umgehend schauten sich Merdensch und Mammalia an und ihre schöne Welt begann zusammenzubrechen. Sie nahmen sich in die Arme und grunzten unter Tränen das Übel erst mal raus. Umgehend schoss Mammalia der verständliche Gedanke „Krebs=Tod" in den Kopf, weil man das so kennt. Sie sagte auch immer wieder: „Ab mit dem Ding". Diese Zitze wollte sie nicht mehr an ihrem Körper wissen.

Den ganzen Tag bis zum späten Nachmittag wurden Untersuchungen anberaumt. Den ganzen Tag jedoch nur, weil sie vor jedem Raum immer zwei bis drei Stunden warten mussten, bis Mammalia an der Reihe war. Am folgenden Tag das ähnliche Spiel. Warten – Untersuchungen – warten – Untersuchungen. Merdensch durfte überall zugegen sein. In einem Bereich, wo Knochen auf Metastasen untersucht werden, wurde eine etwas ältere Sau, im Bett liegend, an ihm vorbei geschoben. Ihr fehlte das halbe Gesicht und ihre Pfoten waren Schwarz. „Was es doch Elend auf dieser schönen Welt gibt. Das ist Ottonormalschweinen, die ihrem täglichen Trott folgen, gar nicht so bewusst", mutmaßte er. Mammalia wurde komplett auf den Kopf gestellt. Knochen, Leber, Nieren – alles wurde gründlichst durchleuchtet. Bei dem sich anschließendem Gespräch im Arztzimmer dann die Gewissheit: Lobuläres Mamma-CA rechts, ergo eindeutig Zitzenkrebs. Es wären folglich auch einige Lymphknoten in den Achseln befallen. Sie sollte am nächsten Montag gegen 7 Uhr in der Klinik sein um sich stationär aufnehmen zu lassen, mit anschließender Operation. Auf ihren Wunsch die Zitze zu entnehmen wurde nicht eingegangen, das wäre eine veraltete Methode, man würde heutzutage generell zitzenerhaltend operieren.

Da lag sie nun in ihrem Patientenbett der Universitätsklinik Schwadeburg und überlegte, warum ausgerechnet sie diesen unnötigen Blödsinn haben musste. Merdensch hielt ihre Pfote und versuchte mit seiner lustigen Art, die Dramatik etwas abzuschwächen. MiMa war auch anwesend, sie wollte ihre Mama mit ihrem Leid nicht alleine lassen. Die anderen Ferkel des Rudels mussten leider arbeiten. Allerdings wäre es zu viel Aufregung in der Klinik gewesen, wenn die komplette Rotte zugegen wäre. Kranke Schweine sollten ihre Ruhe haben.

Zwischenzeitlich traf auch ihre Zimmernachbarin ein, die sie im Laufe der Untersuchungen im Klinikum kennen gelernt hatten. Sie waren sich auf Anhieb sympathisch und es gab auch mal was zu lachen. Es war die Sau UrSa, sie war ein paar Jahre älter als Mammalia und hatte ähnliche Erfahrungen mit ihrer Schweinebrust machen müssen. Sie hatte ebenfalls einen Tumor in ihrer rechten Zitze, allerdings an einer anderen Stelle. Bei ihr war dieser mehr rechtsseitig und etwas weiter unterhalb. Diagnosen zur Folge war dieser sogar bösartiger und auch anders gewachsen. Es gibt da so einen Ki67-Wert, welcher die Wahrscheinlichkeit eines Folgetumors angeben soll. Bei ihr war dieser bei 88%. Mammalia's Wert wurde mit maximal 20% angegeben. Wie dieser Wert genau zustande kommt, weiß kein Schwein. Der wurde bestimmt nach irgendwelchen Studien so festgelegt. Für Laien ist das erst einmal Fachschweinesisch. Man vertraut ja den Ärzten, man möchte doch nur geholfen bekommen. Die wissen was zu tun ist. UrSa betonte immer wieder, dass sie keine Chemotherapie machen will, sie habe panische Angst davor. Mit dem Gedanken, dass Säue mit Zitzenkrebs ihre Borsten verlieren würden, konnte sie sich nicht anfreunden. Die betroffenen Stellen anschließend zu bestrahlen empfand sie, genau wie Mammalia, als nicht so schlimm.

Es war so weit. Zwei grün bekleidete Pflegeeber kamen in das Krankenzimmer, um Mammalia in den bereits dafür vorbereiteten Operationssaal zu schieben. Merdensch vergisst diesen Anblick wohl nie, als sie ängstlich grinsend und mit ihrer rechten Pfote winkend den Flur entlang geschoben wurde. Sie verschwanden im Aufzug und Merdensch brach grunzend in Tränen aus. Er war ungeheuer froh, dass MiMa bei ihm war, die ihn auch umgehend in die Pfoten nahm und drückte.

„Was passiert nun?".
„Wird alles wieder gut?".
„Wie soll es nun weiter gehen?".
Es quälten tausend Fragen.

Zwei Stunden danach konnten Merdensch und dessen Jungsau MiMa endlich in die Intensivscheune, um sich vom erfolgreichen Verlauf der Operation überzeugen zu können. Deutlich geschwächt lag Mammalia an Maschinen verbunden, welche regelmäßig Sauerstoff und Blutdruck kontrollierten. Mehrere Pflegesäue huschten ständig hin und her, um die dort liegenden armen Schweine fachgerecht zu versorgen. Sie machte ihre Augen auf und grinste sichtlich erlöst, diese Erfahrung nun hinter sich zu haben. Im rhythmischen Gepiepse der Überwachungsgeräte meinte sie: „Schweine lassen nicht gerne an sich rumschnippeln".

Am Nachmittag kam Mammalia zurück in ihr Patientenzimmer, alle nötigen Werte waren in Ordnung, ihr Körper habe die Operation gut überstanden. Sie hatte einen Schlauch aus ihrer Zitze hängen, welcher Blut und Wundwasser absaugen sollte. Ein anderer kam aus ihrer rechten Achselhöhle. Diese Schläuche endeten jeweils in einer Plastikflasche, die neben dem Bett mit einer Klammer befestigt waren. Die Narkose steckte noch in ihren Knochen. Sie hatte sehr oft die Augen zu und schlief immer wieder für mehrere Minuten ein. „Ihre Sau braucht nun Ruhe" zischte eine Krankenpflegesau und eilte wieder hinaus in Richtung Stützpunkt, was scheinbar die zentrale Anlaufstelle der Pflegefachsäue ist, um gemütlich zusammen bei einem Trögchen Kaffee tratschen zu können. Irgendwann wurde auch UrSa in das Zimmer geschoben. Sie war ebenfalls sichtbar geschwächt und wechselte zwischen Wachsein und Schlaf. Merdensch überlegte sich was er nun tun sollte. In der Klinik befand sich eine Cafeteria.
„Einen Kaffee holen?"
„Oder auch ein wenig die Augen zu machen?"
Er nickte auf dem Stuhl ein.
So richtig schlafen konnte er aber nicht. Er machte zeitweilig die Augen auf und kontrollierte die Nachrichten auf seinem Pföty. Bei der Gelegenheit unterrichtete er ferner jeden über die geglückte Operation und er spürte, wie sich bei ihm die aufgestaute Anspannung etwas löste. Und wieder nickte er kurz weg.

Es war später Nachmittag, die Sonne begann sich zu

verabschieden, was im Februar schon um 17 Uhr passiert. Merdensch senkte seinen Kopf in Richtung Boden und gähnte ausgiebig. „Es war ein anstrengender Tag gewesen", dachte er und grübelte, was er denn fressen solle. Schließlich hatte er noch nichts zu sich genommen und sein Magen knurrte endlos. Er schaute zu diesen ominösen Flaschen und bemerkte, dass eine davon voll mit Blut und Schleim gefüllt war. „Komisch, dass da so viel rein läuft", überlegte er. Er machte zur Kontrolle die Bettdecke etwas zurück und sah seine schlafende Sau in einer riesigen Blutlache liegen. In Sekundenschnelle hüpfte er zum Stützpunkt und rief eine Pflegesau herbei, die sich auch umgehend auf den Weg machte. Ein Blick genügte, dann war sie wieder verschwunden, um dringendst einen Doktor zu holen. Eine Ärztin kam herbei gehopst und meinte: „Sofort in den OP". „Was ist denn nun los?", grunzte Merdensch, der im Flur aufgeregt hin und her flitzte. Dort wurde er hingeschickt. Seine Sau hatten sie weggeschoben, ihn ließ man ohne Informationen einfach da stehen.

Wenige Stunden folgend konnte er erneut zur Intensiv-Aufwach-Scheune, wo seine Sau lag. Sie dachten erneut, es endlich geschafft zu haben. Nun war auch ein Großteil der Rotte zu gegen um sich von ihrem Zustand direkt informieren zu können. Kurze Zeit später war Mammalia wieder auf ihrem Patientenzimmer, der Wecker zeigte kurz vor Mitternacht. UrSa hatte zwischenzeitlich das gleiche Schicksal ereilt, sie lag derzeit noch in der Intensivscheune, welche ebenfalls als Aufwachscheune bezeichnet wird. Auf Nachfrage erhielt man die Antwort, dass eine Nachtblutung passieren kann, es wäre aber eher die Ausnahme. Wie später unter den dort einliegenden

Erkrankten berichtet wurde, passierte das wohl häufiger an diesem Tag.

Am nächsten Tag früh morgens kam der Metzger, der an diesem Tag den Chirurgen spielen durfte, mit einigen Studentenschweinen zur Visite. Prof. Dr. med. von Sausack schob seine Brille ein wenig nach unten und meinte nur lachend: „Das ist bestimmt das Katastrophenzimmer …. haha … na ja das mit der Nachblutung …. hoho …. das muss wohl am Wetter gelegen haben", kratzte sich kurz an den Schenkeln und war schneller wieder verschwunden, als man ihn wahrnehmen konnte. Er hatte nicht die Zeit gefunden, sich ihre Narben anzuschauen. Mammalia und UrSa waren baff und schauten sich ungläubig an.
„Wie hat der sich denn aufgeführt?"
„Was hat das denn mit dem Wetter zu tun?"
Sie fühlten sich veräppelt und als Krebs-Patienten, die in erster Linie an ihr Überleben dachten, nicht einfühlsam behandelt. Schließlich haben auch Schweine Gefühle.

Eine Woche sollte Mammalia noch in der Universitätsklinik bleiben, weiter untersucht und beobachtet werden. Merdensch war täglich etwa 8 Stunden bei ihr, sein Tagesablauf war anstrengend geworden. Er konnte sich nicht ausreichend um seine Programmierarbeiten kümmern, zwischendurch musste er auch etwas fressen. Weil seine Zeit so knapp bemessen war, hatte er sich verschiedene Fertigfutter im Supermarkt gekauft, welche er nur 4 Minuten bei 600 Watt in die Mikrowelle stellen brauchte. Spät abends ging er noch mit dem Schweinehund raus und drehte mit ihm die gewohnte Runde. Zudem musste er noch die Arbeit von Mammalia übernehmen, sie war in ihrem Unternehmen für den Support zuständig. Beim Support werden Mitglieder bei ihren Problemchen unterstützt, falls mal ein Käufer nicht zahlt, ein Verkäufer nicht liefert, oder einfach nur Fragen beantwortet, welche per E-Mail gesendet wurden. Auch dies nahm viel Zeit in Anspruch. Schlaf war in dieser Zeit für ihn zur Nebensache geworden.

UrSa's Eber HanSo war ebenfalls täglich bei seiner Sau in der Klinik. Beide kamen aus Schweinstadt, was etwa 35 Kilometer von Schwadeburg entfernt liegt und haben sich im Zentrum einen kleinen Dreizimmerstall gemietet. Ihre Würfe sind schon alle groß, haben demnach ihre eigene Rotte. Sie waren auch bereits im Besitz mehrerer Enkelschweine. Man hatte sich gemeinsam angefreundet und grunzte viel miteinander. Der Aufenthalt in der Klinik wurde dadurch kurzweiliger und viel erträglicher. Thema waren unter anderem auch die Zuteilung der täglichen Medikamente. Da Mammalia sich gut damit auskannte, musste sie ein ums andere Mal feststellen, dass diese nicht immer stimmten. UrSa wurden zwei Tage überhaupt kein Antibiotikum eingetütet und Mammalia hatte mehrmals zu hohe oder auch mal zu niedrige Dosen erhalten. Hier sollte die Nachtpflegesau schuld gewesen sein, welche jeweils dafür zuständig war. Als Patient in dieser Uniklinik muss man scheinbar in Eigenverantwortung alles nachprüfen. Unbedarfte Schweine nehmen das ein, was ihnen zugeteilt wird und haben dann offensichtlich Pech gehabt.

Für jeden Kranken war ein kleiner Fernseher am Beistelltisch befestigt, den sie an sich ran schieben und auf- oder abjustieren konnten. Mammalia's Ferkel ToBo hatte seiner Mama dafür extra seinen gutesten Kopfhörer ausgeliehen, den er sich für viel Geld gekauft hatte. Sie liebte es fern zu sehen, damit würde sie keinen stören. Sie schaute sich täglich eine Soap an, mit dem Titel „Gute Schweinezeiten, schlechte Schweinezeiten", wie passend. An dem TV-Gerät war zusätzlich ein Radio und ein Telefon befestigt, damit durften die Patienten sogar kostenlos telefonieren. „Immerhin ein fortschrittlicher Service", überlegte Merdensch. „Früher war nur gemeinschaftliches fernsehen möglich und für das Telefonieren wurden horrende Summen pro Minute berechnet".

Es war wieder einmal Montag. Merdensch bereitete sich schon gedanklich auf die Entlassung seiner Sau aus der Klinik vor, endlich sollte der Spuk vorerst ein Ende haben. Die Stationsmedizinerin wollte schon mal die Arztbriefe für den Hausarzt, zur weiteren Behandlung, vorbereiten. Eine Tumorkonferenz, was auch als Tumorboard bezeichnet wird, hatte Mammalia eine Chemotherapie mit anschließender Bestrahlung der Achsel-Lymphdrüsen empfohlen. Das Tumorboard bestand aus einer Meute Medikusse, welche sich als Experten bezeichneten und weitere Behandlungen vorschlugen. Leider wurde aus der Entlassung nichts. Man hatte bei einer mikroskopischen Nachuntersuchung des herausgenommenen Bruststücks entdeckt, dass noch Restbestände des Krebses in ihrer Zitze seien, welche man nicht sieht, da diese sehr klein sind und verästelnd verlaufen würden. Termin zur Operation ist schon morgen Vormittag, also bestenfalls so schnell wie möglich. Sie musste demnach weiterhin in der Universitätsklinik in Schwadeburg bleiben.

Mammalia's dritte Operation war überstanden. Nach der mittlerweile bekannten Prozedur mit Intensiv-Aufwach-Scheune wurde sie in das Patientenzimmer gebracht, inzwischen fühlte sie sich in der Klinik heimisch. Sie war erneut glücklich und froh, diese Operation endlich hinter sich zu haben. Wieder hatte sie diese blöden Schläuche an sich hängen, die Zitze war nun etwas kleiner als die anderen an ihrem Körper. Keine Dramatik, Shit happens. UrSa, welche für ihr Alter außerordentlich agil war, durfte glücklicherweise an diesem Tag das Krankenhaus verlassen. Sie wünschte alles erdenklich Gute und „Toi Toi Toi", klopfte dreimal auf Holz. Sie tauschten Ihre Telefonnummern aus, um sich zu treffen, wenn alles vorüber sei. Da Merdensch und Mammalia vom Wesen her positiv denkende Schweine sind, dachten sie immer, dass alles wieder gut wird. Sie halten zusammen und stehen das durch. Seit sie sich kennen, waren sie gefühlt niemals mehrere Tage voneinander getrennt.

Letztes Jahr März

Da lag nun Jureb, MaMo's Vater, in seinem Patientenbett und
überlegte, warum ausgerechnet er hier auf diese komplizierte
Operation an seinem Futterkanal warten musste. Er hatte nun
zwei Tage Untersuchungen vor Augen und sollte anschließend
„unter das Messer" kommen. Seinen Informationen zur Folge
operiert ihn ein Heilfacheber, der solche schwierigen Sachen
schon mehrmals durchgeführt hatte. Das beruhigte ihn sehr.
Seine Sau Frasa und sein Ferkel MaMo waren auch da. MaMo
hatte sich extra Urlaub genommen, um seinen Vater in dieser
Zeit zu unterstützen. Da auch Mammalia noch in der Klinik lag,
besuchten sich alle gegenseitig. Frasa hatte drei Schwestern und
einen Bruder, jeder war mal da, mal dort, es war ein
regelrechtes Familientreffen. Damals gab es noch eine kleine
Bäckerei in der Klinik. Dort versorgten sie sich während der
Besuchszeit mit Frischfutter und saßen dann einige Schritte
entfernt im Entree des Gebäudes.

Nun durfte auch Mammalia endlich nach Hause. Es wurde ein
weiterer Termin für die kommende Woche vereinbart, früh
morgens gegen 8 Uhr. Die Sachen wurden zusammen geräumt
und der Klinik freudig den Schweinerücken gekehrt. Sie
verabschiedeten sich von den Pflegesäuen und Mammalia
steckte ihnen noch eine Kleinigkeit an Bargeld in die
Kaffeekasse, für den prima Service. Im Flur gab es ja diesen
kleinen Wartebereich. Hier saßen wieder einige Säue mit ihren
Ebern und machten bedrückte Gesichter. Ein Elend ist das.
Merdensch erinnerte sich beim Rausgehen an die vergangen

Wochen, als sie auch noch da saßen und warteten. „Hier sitzt wahrscheinlich immer der Nachschub, damit die Schweine in Weiß nicht arbeitslos werden", grübelte er in Gedanken.

Zu Hause angekommen wurde Mammalia zahlreich besucht. Es erschienen viele Freunde, Bekannte und Verwandte, jeder hatte kleine Präsente dabei und wünschte ihr jeweils gute Besserung. Der normale Alltag könnte bald wieder gestartet werden. Sie machte sich auf der Couch im Wohnstall eine gemütliche Stelle zurecht und hatte sich ein Stillkissen gekauft, da man ihr sagte, dass die rechte Pfote, wegen den entnommen Lymphknoten, hoch gelagert werden sollte. In der Klinik war sie in einem Bereich untergebracht, der zusammen mit dem Abferkelstall gelegt wurde, möglicherweise um die Patientinnen dort mit etwas Schönem zu konfrontieren. Säue lieben nun mal kleine Ferkel, zum Knuddeln und Liebhaben. Eine Pflegesau hatte ihr auf der Station bereits ein ähnliches Stillkissen geliehen und in ihr Patientenbett gelegt, Mammalia fand das toll und gemütlich für ihre Pfote. Ihre Schmerzen an den Achseln minimierten sich so auf Verträglichkeit. Das Hinlegen und Drehen im Bett war allerdings sehr unangenehm, so auch das Aufstehen.

Da Mammalia sich weiter in Ruhe schonen solle, übernahm Merdensch wieder die Verpflegung der Herde. Sie sollte auch Schweineansammlungen und die Einstrahlung von Sonnenlicht auf ihrer rechten Seite, so gut es ginge, vermeiden. Zum Glück übernahm die Krankenkasse die Kosten einer wöchentlichen Reinigungssau. Für eine Reinigung wäre er nicht qualifiziert genug. Er verteilte eher den vorhanden Schmutz, Staubsaugen dürfte kein Problem gewesen sein. Merdensch kochte gerne und kredenzte seinem Rudel die verschiedensten Gerichte.

Bratwurzeln machte er am Liebsten. Nicht nur weil das einfach war und kaum etwas kostete, sondern weil er das Rezept drauf hat. Gekochte Wurzeln, Tomaten und Zwiebeln schneiden, Salz, Pfeffer, Paprika und bestenfalls ein paar Lurche dazu, in der Pfanne dann knusprig kross anbraten – fertig. Das Abwaschen der verwendeten Töpfe und Pfannen hasste er aber. Seine kleinen Jungeber ReNo und ToBo halfen ab und zu mal, er hätte sich jedoch in dieser Zeit etwas mehr Unterstützung von ihnen gewünscht.

Merdensch hatte schon seit Jahren ein Abonnement für das Bezahlfernsehen bestellt. Dieses wurde nun ordentlich genutzt. Er schaut gerne Dokumentationen über die Evolution der Lebewesen, oder über die Entstehung und Erforschung des Universums. Mammalia mag Krimis und Tierdokumentationen, für diesen Zuschauerkreis wird da einiges geboten. Filme aller Sparten. Liebesschnulzen mögen Säue am liebsten, Eber eher Action. Wobei dort mittlerweile auch auf einigen Kanälen lästige Werbung dazwischengeschaltet wird. „Die bekommen auch den Hals nicht voll", ärgerte sich Merdensch bereits mehrfach. „Wenn einmal ein paar Schweuronen gemacht sind, muss immer mehr Umsatz produziert werden. Das ist typisch für diese Aktiengesellschaften". Er hatte schon überlegt, deswegen zu kündigen, aber leider gibt es da keinerlei Alternativen. Auf der Couch liegen und an die Decke starren, ist doof.

Mammalia hatte auch ein Tablett, was ihr Merdensch im verherigen Jahr zu Weihnachten schenkte, mit dem sich mittels WLAN im Internet surfen ließ. Wir leben schließlich in einer kommunikativen Zeit. Heutzutage kann sich jeder Informationen über alle möglichen Schweinereien in Sekundenschnelle besorgen. Besonders beliebt ist das soziale Netzwerk „Fratzenbuch". Da sind eigentlich relativ viele Schweine, die man heute kennt und von früher kannte, vertreten. Sie berichten täglich über das neu erlebte und geben Informationen, Bilder oder schlaue Sprüche weiter. Es gibt dort praktischerweise auch Service-Seiten von Firmen, sowie sogenannte Gruppen, welche die Möglichkeit bieten, sich über die jeweiligen Interessen auszutauschen. Eine feine und sehr einfach zu bedienende Erfindung.

In dieser Woche hatte auch Jureb seine Operation hinter sich gebracht. Merdensch hatte ihn besucht, um ihm alles erdenklich Gute zu wünschen. Er hatte seine Sau nicht darüber informiert, zu sehr war sie noch mit ihrer todbringenden Krankheit beschäftigt und konnte sich psychisch auf nichts mehr richtig konzentrieren. Er wollte sie einfach in Ruhe lassen, damit sie schnellstmöglich wieder gesund wird. Jureb lag geschwächt in seinem Patientenbett, freute sich aber sichtlich über seinen Besuch. Er erklärte ihm detailliert, was bei ihm alles operiert wurde und trank zwischendurch einen Tropfen Wasser mit einem Schnabeltrog. Da bei ihm auch der Magenmuskel raus genommen wurde, bliebe nichts mehr zur Verdauung im Magen, sondern wurde gleich wieder nach oben gepresst. Ihm würde auch intravenös eine Art Astronautennahrung zugeführt, damit sein Körper mit den nötigsten Kalorien versorgt war. Der Muskel zum Futterkanal würde sich im Laufe Zeit wieder neu bilden, sagten die Heilkundler. Jureb hatte die Schnauze voll und meinte, dass er zwar nichts fressen könne, sei aber dennoch guter Dinge. Die Chemikalien, welche er bereits im letzten Jahr verabreicht bekam, hatte er gut verkraftet. Auf Merdensch's Nachfrage hin meinte er, dass diese ihn nicht spürbar belastet hätten. Seine Borsten waren noch alle da. Ab jetzt sollte es bei ihm nur noch aufwärts gehen. Sie sprachen noch über diverse Themen und Merdensch fuhr wieder nach Hause.

Wieder einmal Montag. Merdensch und Mammalia machten sich gegen halb 8 auf den Weg in die Universitätsklinik nach Schwadeburg, um zu dem verabredeten Termin rechtzeitig zu erscheinen. Es schneite sehr stark, der Verkehr auf der Straße war heftig, man kam kaum voran. Es hatte den ganzen Winter kaum geschneit und ausgerechnet heute musste der Himmel alles nachholen. Mit lediglich 10 Minuten Verspätung setzten sie sich in den Wartebereich, den sie nur all zu gut kannten. Im Regal standen noch die gleichen Bücher und die ausliegenden Informationsblätter über spezielle Saukrankheiten waren auch noch dieselben. Das gewohnte Bild. Eber und Säue in Weiß gingen im Flur hin und her und die Pflegesäue schoben Wägen mit Fressalien durch die Gegend. Es herrschte hier rege Betriebsamkeit, schon früh am Morgen. Nach und nach gesellten sich auch andere Schweine zu ihnen und schnauften. Man wartete im Kollektiv und führte aus Langeweile kurze und belanglose Gespräche.

Nach und nach wurde die wartende Meute zu den Medizinern gerufen. Einige von ihnen hatten die Untersuchungen noch vor sich. „Arme Schweine", dachte sich Merdensch und bekam schon wieder Lust auf einen Kaffee. Er hatte noch keinen getrunken, weil es heute eigentlich kein großes Ding werden sollte. Anschließend könnten sie ja gemütlich Frühstücken gehen, mit Schlemmerfladen und Beilage. Er wusste auch schon wo und plante in Gedanken den Tagesablauf. Die Zeit verging, der Wartebereich leerte sich. Nur Merdensch und Mammalia saßen noch da. Mammalia's Gesichtsausdruck wurde von Minute zu Minute besorgter, da es mittlerweile schon 11 Uhr geworden war. „Warum lassen die uns so lange warten?", zischte sie, „Irgendetwas stimmt doch nicht". „Die haben bestimmt erst mal die wichtigsten Patienten vorgezogen" entgegnete Merdensch. Er hatte aber auch umgehend ein mulmiges Gefühl im Magen und sein Appetit war verflogen.

Zu guter Letzt erklang ihr Name. Es war wie eine Erlösung, sich aus dieser Zone endlich befreien zu können. Die Stühle hatten mit ihrem Stoffbezug bereits das Muster auf ihren Schweinebacken hinterlassen. Sie humpelten in das erste Untersuchungszimmer um die Ecke. Die Chefärztin der Abteilung, sowie der Chirurg saßen bereits auf ihren modernen, ergonomisch gestalteten Stühlen. Er blätterte in nicht erkennbaren Papieren herum, sie tippte am PC irgendwelche Daten ein. Sie wurden freundlich begrüßt aber dann mit den Fakten konfrontiert. Die Pathologie hatte erneut noch zwei Äste des Tumors gefunden, welche nach dem Abschnitt in der Zitze weiter verlaufen würden, man hätte nicht alles erwischt. Es müsste nun doch die Zitze komplett amputiert werden, um auf Nummer sicher zu gehen. Mammalia war erneut geschockt. Sollte das alles, was vorher an ihr herumgeschnipselt wurde, umsonst gewesen sein? Ja! Der Quackseber meinte, dass er zeitgleich ein Implantat einsetzen wolle und holte zwei Silikonkissen hervor, welche auf seinen Pfoten hin und her schwabbelten. Die waren viel kleiner als ihre normalen Zitzen, aber ein größeres Implantat könne man, wegen der bereits abgenommenen Bereiche, nicht einbringen. Wahrscheinlich machte er die ganze Sache nur, um die unangenehme Situation zu entschärfen, da er es ja war, der die zuvor von Mammalia gewünschte Entnahme verweigerte und unbedingt zitzenerhaltend operieren wollte. Er würde auch, während der Operation den Brustmuskel anheben, um dem Implantat etwas mehr halt zu geben. Mammalia stimmte unter Tränen widerwillig zu und es wurde der OP-Termin abermals auf Montag, in der kommenden Woche, gelegt. Einige Tage blieben nun, um abermals das erlebte Übel zu verarbeiten. Im Nachhinein betrachtet ähnelte diese Szene einem abgekarteten Verkaufsgespräch mit schöner Miene zum bösen Spiel, wo ahnungslosen Schweinen etwas angedreht wurde.

Mammalia telefonierte erneut mit UrSa, die nun doch mit der Chemotherapie angefangen hatte und berichtete ihr von ihrer Misere. Merdensch hat immer noch ihre Worte im Ohr. „Auf keinen Fall mache ich Chemo. Niemals! Nie!". Nun machte sie sie doch. Es ist die Todesangst in ihr, welche sie bestimmt umdenken lies. UrSa's Rotte hatte es ihr dringendst angeraten diese durchzuziehen, wenn sie die nächsten Jahre noch in ihrer Mitte verweilen wolle. Letztendlich ließ sie sich überreden. Ihr war durch das Tumorboard empfohlen worden, sich in 24 Sitzungen, mit individuell auf ihren Krebs zurecht gemixten Chemikalien, behandeln zu lassen.

Es gab zwei Möglichkeiten, diese Chemie in sich hinein laufen zu lassen. Per Spritze in die Vene, was allerdings aufgrund der

Mixtur sehr schmerzhaft sein kann und die Venen zerstört, oder via Port. Dieser Port würde oberhalb des Herzens in die Schulter hinein operiert und direkt mit der Vene verbunden, welche zum Herzen verläuft. Der Port müsse auch spätestens alle 6 Wochen mit einer Kochsalzlösung gespült werden, damit keine Infektionen auftreten können. Sie entschloss sich, nach einem ausgiebigen Aufklärungsgespräch, für den Port. Anschließend sollten bei ihr weitere 32 Sitzungen mit Bestrahlung folgen. Eine regelrechte Tortur stand dieser armen Sau noch bevor.

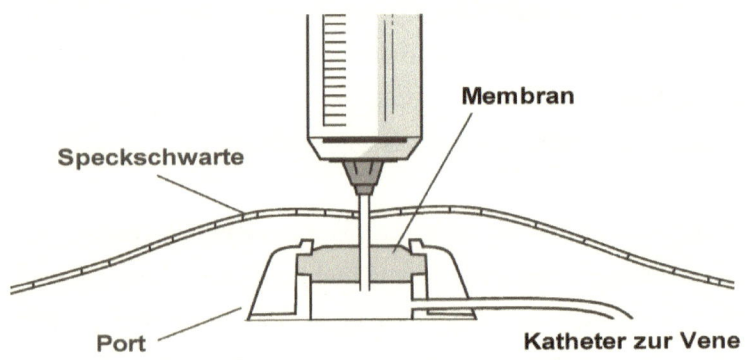

Leider ging diese Woche zu schnell vorbei, welche Mammalia zur seelischen Verdauung blieb. Wieder zurück in dieser Metzgerei, der Universitätsklinik Schwadeburg, herrschte bei ihr und Merdensch gedrückte Stimmung.

„Wann wird das ein Ende haben?"
„Geht denn diesmal alles gut?"

Es half alles Gejammer nichts, sie mussten da wohl durch. Wie in Trance bewegte sich Merdensch in der Klinik, als er seine Sau wieder unter dem Skalpell des Dämonen wusste. Hier konnte er nicht viel ausrichten, außer sitzen und warten. Da es bestimmt mindestens zwei Stunden dauern würde, bis er wieder in die Intensiv-Aufwach-Scheune durfte, überlegte er in die Stadtmitte zu fahren, um etwas zu futtern, was er auch in die Tat umsetzte. Appetit hatte er keinen, aber vernünftig wäre es schon. Er schaufelte sich einen schmackhaften Schlemmerfladen, gefüllt mit Thunfisch, sowie 2 Tröge Kaffee rein und fuhr zurück. Wieder musste er warten. Der Wartebereich war immer noch voll mit Schweinen, jeder hatte seine individuellen Probleme und musste damit umgehen. Auf tiefgründiges Gegrunze hatte keiner die richtige Lust.

Endlich durfte Merdensch wieder zu seiner Sau. Mittlerweile war er an diesem Ort bekannt, bestimmt wegen seiner bunten Hawaiihemden die er immer angezogen hatte, und er schaute in bemitleidende Gesichter. Das vertraute Bild präsentierte sich ihm, Pflegesäue hasteten umher, die Geräte quietschten und piepsten. Irgend ein Telefon klingelte ständig. Mammalia ging es überraschend gut und sie zeigte Merdensch die operierte Stelle mit implantiertem Silicon. Viel zu sehen gab es nicht, alles war noch mit Verbänden zugeklebt und der gelbe Anstrich, welcher bei jeder OP aufgetragen wurde, überdeckte ihren halben Körper. Alles schien erneut überstanden, sie durfte wieder auf die Station.

Diesmal begleitete sie eine etwa gleich alte Zimmerkollegin mit dem Namen DamGa, sie wurde im Osten von Linnaterra geworfen und ging sogar freiwillig in der Klinik, um ihre

Zitzen künstlich vergrößern zu lassen. Sie meinte, das Implantat alle paar Jahre erneuern lassen zu müssen, da dessen Haltbarkeit ein Ablaufdatum hätte. Seltsam, das hatte dahingegen Mammalia vorher niemand gesagt. DamGa war selbständige Borstenschnipplerin und hatte einen kleinen Salon außerhalb von Schwadeburg. Da Mammalia in ihren Bewegungen stark eingeschränkt war, erklärte sie sich bereit, ihr das Fell zu waschen und sie anschließend zu föhnen. Mammalia fühlte sich danach wieder wie eine normale Sau.

DamGa erzählte ihre Geschichte, worin ihr Eber vor einigen Jahren, aufgrund eines plötzlichen Verschlusses der Halsschlagader, verstorben sei. Es wäre innerhalb von drei Wochen geschehen. Die Ärzte konnten ihm, trotz aufwendiger Operationen, nicht mehr helfen. Er war sicher noch viel zu jung gewesen um diese Welt zu verlassen. Seit dessen Tod habe sie finanzielle Schwierigkeiten, da die gemeinsam gekaufte Bretterbude weiter abbezahlt werden musste und noch zahllose Verbindlichkeiten vorhanden wären. Sie betonte, leicht wütend, dass keine Sau ihren Eber vor seiner Rente verlieren sollte. Jede Sau wäre dann aufgeschmissen und mit ihrem Ärger alleine gelassen. Eine Lebensversicherung existierte ebenfalls nicht. Ihre Hatz die vorhandenen Probleme zu lösen, habe sie zwar stark, aber auch verbittert gemacht. Der Staat bietet hierbei keinerlei Unterstützung, so hat jeder sein individuelles Päckchen zu tragen. Irgendwie war Laurasia doch nicht so eine schöne Welt, wie er anfangs dachte.

In jener Woche nach der vierten Operation, drängten die Ärzte Mammalia dazu, endlich mit der Chemotherapie anzufangen.

Diese sollte ebenfalls in der Klinik zügig durchgeführt werden. Durch die Chemikalien sollten die noch so kleinsten Zellen des Tumors zerstört werden, die sich noch in ihrem Schweinekörper befinden würden. Man wisse, aufgrund von wissenschaftlichen Studien, dass diese Zellen sich an anderen Organen festsetzen und einen Folgekrebs verursachen könnten. Das war gelogen, das wurde noch nie beobachtet, wie Merdensch später herausfand. Mammalia wollte aber vernünftigerweise warten, bis ihre Wunden erst richtig verheilt wären, um ihren Körper nicht unnötig zu schwächen. Aber die Weißkittel machten weiter Druck und waren verblüfft, dass ihnen eine Wutz widersprach. Merdensch und Sie verstanden nicht, warum plötzlich so eine Hetzerei begann. Mammalia weigerte sich dennoch weiterhin und hörte auf ihren Körper. „Denen passe ich wohl nicht mehr in den Zeitplan, oder was ist da los?", meinte Mammalia zu ihrem Eber. Die Verbände wurden einige Tage später abgenommen und Mammalia durfte, einmal mehr, wieder nach Hause.

Letztes Jahr April

Merdensch und Mammalia's Ferkel, der Jungeber ToBo, rief an und sagte aufgeregt, dass er soeben einen Verkehrsunfall hatte. Beim Abbiegen auf die Schnellstraße, von Schwadeburg in Richtung Schwallendorf, kam eine Kutsche auf seine Linksabbiegerspur, sodass er sich gezwungen sah, weiter zu fahren. Er übersah dabei einen entgegenkommenden Wagen, der geradeaus fahren wollte. Dieser krachte mit fünfzig Stundenkilometer in sein Fahrzeug und hat einen Totalschaden verursacht. Mammalia machte sich mit ihrem Jungeber ReNo umgehend auf den Weg zur Unfallstelle, wo die Spuren noch deutlich zu sehen waren. Glas und Blechteile wurden bereits von der Feuerwehr zusammengekehrt und Sand auf die Ölpfützen gestreut. ToBo wurde bereits mit dem Krankentransporter, blaulichtblinkend, in die Universitätsklinik nach Schwadeburg gebracht, wie ein Polizeibeamter sagte. „Hoffentlich geht es meinem Ferkel gut", dachte sich Mammalia und sie fuhren dort hin. Erfreulicherweise hatte er nur ein Schleudertrauma und keine weiteren größeren Verletzungen davon getragen, das hätte gerade noch gefehlt. Da das Verkehrsamt seine Schuld als erwiesen ansah und er den Führerschein noch ein paar Tage auf Probe hatte, wurde ihm eine Nachschulung aufgezwungen, mit den dazu gehörenden Kosten, sowie mit utopisch hohem Bußgeld bestraft. Selbst im Leid wird man schikaniert.

Was für ein Pfusch wurde bei der Operation gemacht? Aufgrund der vielen Schnitte an Mammalia's Oberkörper wollte die Narbe nun nicht richtig verheilen. Es hatte den Anschein, als wolle ihr Körper das eingesetzte Implantat nicht haben und wieder hinausdrücken. Außerdem störte das kalte Silikon bei jeder kleinsten Bewegung. Es zog, schob und kratzte in ihrem kompletten rechten Brustbereich. Die Narbe im Zentrum ihrer Zitze fing urplötzlich an weiß, sowie an den Rändern schwarz zu werden und öffnete sich ein ums andere mal. Sie musste nun alle zwei Tage in die Universitätsklinik um sich, das dadurch entstandene Wundwasser, punktieren zu lassen. Beim Punktieren wurde jedesmal eine Spritze eingeführt und die Wundflüssigkeit herausgezogen. Merdensch und Mammalia begannen langsam die Klinik zu hassen. Auch der eine Schweuro, den sie jedes mal pro Stunde für das Parken bezahlen mussten, zerrte an ihren Nerven. Es gab zwar kostenloses Parken für Anlieger, in Form einer „blauen Karte", aber dennoch musste Merdensch jedes mal mit unfreundlichen Pflegeschweinen diskutieren, als würden die Einnahmen des Parkplatzes denen selbst zufließen. Man kam sich als Patient wie ein Bittsteller vor und hatte es nach einer Weile aufgegeben, nach besagter Karte zu fragen. Das scheint die Masche dieser privatisierten Universitätsklinik zu sein. Mittlerweile hatte Merdensch über 300 Schweuronen für das Parken gelassen, hinzu kamen noch die täglichen Kosten für An- und Abreise, sowie die Ausgaben für seine Futterverpflegung. Sie merkten deutlich, dass die Klinik vor einigen Jahren privatisiert wurde und dessen Aktionäre immer wieder gerne die Pranken aufhielten, wenn es etwas zu holen gab. Sie konnten die Schweine dort einfach nicht mehr sehen. Das Flair wurde plötzlich so spürbar unpersönlich. Mammalia kam sich vor wie die Nummer 3981, welche dort abgefertigt werden musste.

Zwischendurch sollte sie sich in der Chemoscheune beraten lassen, wo der dortige Dr. med. Fachkeiler richtig sauer wurde. Sie passte tatsächlich nicht mehr in das Zeitschema, da nicht vorherzusehende Probleme mit ihrer Wundheilung auftraten. Schon im Vorgespräch zur Porteinpflanzung, was in einem dunklen, unansprechendem Verschlag stattfand, machte er einen überheblichen, großkotzigen Eindruck. Er verstand ebenso die Angst nicht, welche Mammalia eindeutig anzumerken war. Merdensch hätte in Gedanken die ganze Klinik samt den Quacksebern in die Luft sprengen können. Natürlich nur gedanklich gesehen, er war ja kein aggressiver Typ, sondern er war eher ruhig, besonnen und verständnisvoll. Sein Motto: „Reißt du mir keine Borste raus, bleibt dein Fell gebürstet". Doch nun fing es langsam an, dass ihm der Kragen um die Schwarte platzt. Mammalia lehnte schließlich das Einpflanzen des Ports zu diesem Zeitpunkt rigoros ab.

Die ganze Prozedur mit der Punktierung dauerte nun zwei Wochen und es war keine Besserung in Sicht. Im Gegenteil sogar, die Öffnung der Wunde wurde immer größer und die Schwarte an der Naht begann zusehends abzusterben. Nun wurde es Mammalia zu bunt, es sollte sich der dafür verantwortliche Mediziner sein Werk einmal anschauen. Dieser fertigte Fotos an und sprach schnippisch, wie eine beleidigte Leberwurst: „Das Ding muss raus": Anschließend jagte er sie quer über den Flur in den nebenan liegende Behandlungsstall. Sein Ärger über sich selbst, war ihm spürbar anzumerken. Allerdings ließ er diese Wut lieber an seiner armen Patientin aus. Er beförderte sie regelrecht vor die Tür und lies ihr nicht mal Zeit, sich etwas über zu ziehen. Mammalia fragte erschüttert, wann denn noch mal punktiert werden würde, schließlich hatte sie wahnsinnige Schmerzen an dieser Zitze. Eine junge Möchtegern-Ärztin, die bei der Untersuchung anwesend war meinte nur, dass man es nicht machen bräuchte, weil das Implantat sowieso raus käme. Außerdem wäre sie auch selber schuld, da sie zu spät gekommen sei.

Das war gegenwärtig endgültig zu viel. „Sie sollte Schuld an dieser Misere sein? Unglaublich!", knurrte sie. Nach dieser Antwort kehrten sie dieser Uniklinik endgültig den Schweinerücken. Hierher wollte Mammalia auf gar keinen Fall mehr zurück, zumindest nicht mit ihrer Krankheit. Auch die noch bevorstehende Chemotherapie und Bestrahlung würde sie lieber anderswo durchführen lassen, als sich noch einmal in dessen Pfoten zu begeben. Sie war zutiefst von deren Verhalten enttäuscht und telefonierte noch am gleichen Tag mit einer ehemaligen Arbeitskollegin namens GaBa, welche im Diakoniekrankenhaus Schwadeburg-Wohda arbeitete und klagte über ihre blamablen Erfahrungen mit der Universitätsklinik. Schwadeburg-Wohda ist lediglich fünf Kilometer von der Schwadeburger Stadtmitte entfernt und über eine enge Landstraße, die an einem kleinen Bergwald entlang führt, von dort erreichbar. Da hatte Mammalia früher einmal gearbeitet und ärgerte sich, dass sie nicht gleich dorthin gegangen war. Schließlich kannte sie noch jede Menge Diakonissen und Pflegesäue. In der Universitätsklinik ist alles nah zusammen und die Wege sind kurz, aber dort geht man nicht einfühlsam mit den Patienten um, die sich in ihrem Leid mehr Schweinigkeit wünschten. Ihre frühere Kollegin GaBa sprach umgehend mit der dortigen Chefärztin und Mammalia solle sich am nächsten Tag bei ihr einfinden, was sie gerne tat. Sie brauchte schnellstmöglich Hilfe.

Sie parkten ihren Wagen auf dem Parkplatz vor dem Diakoniekrankenhaus. Hier war weit und breit kein Automat zu sehen, welcher für das Abstellen Geld verlangte. Merdensch war irgendwie schon mal erleichtert. „Hier wird man wenigstens nicht abgezockt", war sein erster Gedanke. Sie gingen in das Gebäude, hinter einer Glaswand saß ein älterer Eber, der beide freundlich begrüßte und in den 3. Stock zum Wartebereich der Ärztin schickte. Unterwegs begegneten sie nur wenigen Schweinen, aber sie merkten sofort, dass hier eine ganz andere Stimmung herrschte. Keine Hektik. Ausnahmslos jeder, den sie trafen, grüßte mit einem „guten Morgen" oder „Hallo". Eine Pflegesau fragte sogar freundlich wo man gerne hin möchte, und erklärte nochmals den Weg. Es lag eine angenehme, schöne Atmosphäre in der Luft.

Im Wartebereich angekommen, rannte sofort eine Pflegesau zu ihnen und erkundigte sich nach ihrem Anliegen und dem Namen. Sie sagte auch, dass die Ärztin sich etwas verspäten würde, da vor kurzem ein schwerer Notfall eingeliefert wurde, wo umgehendes Handeln erforderlich war. Mit dem Wissen warteten sie gerne und nahmen an einem Tisch mit vier Stühlen Platz. Gegenüber der Wartezone befand sich ein kleiner Kiosk, welcher aber erst um 9 Uhr seine Türen öffnete. „Schade", dachte sich Merdensch und bekam schon wieder Lust auf einen Trog Kaffee. Warum denn immer Kaffee? Mammalia hatte ihren letzten Kaffee getrunken, als sie noch in der Jugend war. Seit jener Zeit trank sie lieber Tee. Keinen Schwarzen, sondern traditionellen Kamillen-, Früchte- oder Pfefferminztee. Sie hatte sich den Kaffeegeschmack wohl durch diese Pockets verdorben, die gab es früher mal zu kaufen, mit Schokolade überzogen und voll die Kaffeedröhnung drinnen. Davon hatte sie mal drei Packungen hintereinander gefressen und zitterte im Anschluß den ganzen Tag. Für Tee war Merdensch hingegen nur zu begeistern, wenn er ein bisschen Halsschmerzen oder Ähnliches hatte.

Sie warteten eine halbe Stunde, dann kam die ersehnte Heilerin zu ihnen, welche auch in diesem Krankenhaus operiert und entschuldigte sich für die Verspätung. Es war eine Sau namens Dr. Tschinken, war allenfalls in Mammalia's Alter und hatte schon jahrelange praktische Erfahrung. Ihr Vater hatte anno dazumal das Spital geleitet, wie sie später erfuhren. Mammalia kannte ihn sogar noch, denn er hatte sie seiner Zeit dort eingestellt. Dr. Tschinken bat beide in den Untersuchungsraum. Mammalia sollte sich obenrum frei machen, nachdem sie ihr kurz die Sachlage schilderte und sich kennenlernten. Sie schaute sich die betreffende Zitze an und meinte, dass sie das noch retten kann. Sie fügte noch an, dass sie so etwas im Laufe ihrer Karriere noch nie gesehen hatte und empfahl, bei einem späteren Aufbau einen Expander einzusetzen, um die noch vorhandene Schwarte zu dehnen. Davon war Mammalia jedoch noch weit entfernt und wollte lediglich zunächst, alles in Ordnung wissen. Sie fasste schnell Vertrauen zur Ärztin und fragte, ob sie persönlich die Operation durchführen würde. Als sie dies bestätigte, liefen Mammalia aus Erleichterung die

Tränen, sie umarmte die Ärztin.

Der Termin war gemacht, drei Tage später ging es bereits los.
Das sollte jetzt endlich die letzte Zitzen-Operation werden. Die
vier Operationen zuvor hatten unweigerlich in Mammalia's
Psyche tiefe Risse hinterlassen. Sie betraten das Diakonie-
Krankenhaus, der freundliche Eber am Empfang nahm die
Versichertenkarte entgegen und fertigte sowohl die benötigten
Papiere, als auch diese praktischen Aufkleber an. Sie
watschelten zur Station, wo eine Pflegesau bereits wartete und
führte beide in das Patientenzimmer, wo Mammalia die
nächsten Tage verweilen durfte. Merdensch war sehr entspannt
und freute sich über die Herzlichkeit, die ihnen in diesem
Krankenhaus entgegengebracht wurde. Ex-Kollegin GaBa, mit
welcher sie vor einigen Tagen telefoniert hatte, kam in das
Zimmer und beide schwelgten kurz in alten vergangenen
Zeiten. GaBa grunzte anschließend noch ein „Toi toi toi", als
sie wieder das Zimmer verließ. Jede fünf Minuten kamen die
Pflegesäue der Station in das Zimmer und erklärten unentwegt,
was nun vor sich gehen würde. Mammalia wurde ungewohnt
gut über den Ablauf informiert, sodass sie mehr und mehr ihre
Ängste verlor. Das OP-Hemd musste übergezogen werden,
noch einmal auf die Toilette gehen, Netzstrümpfe über die
Schweineschenkel ziehen und so wie der Schweinegott
Mammalia schuf, sollte sie im Bett auf die Pflegeeber warten,
welche bereits herbeigerufen wurden.

Mammalia wurde abgeholt. Merdensch schenkte ihr noch einen
Kuss, blieb allein im Patientenzimmer zurück und packte ihre
Klamotten ein wenig zusammen. Nun musste er bestimmt drei

Stunden warten, bis er Informationen über das Geschehen bekam. Was könnte er während der Wartezeit tun? Er fuhr nach Schwallendorf zu seinen Ferkeln BiNa und ReNo an die Tankstelle, welche auch gleich zu fragen begannen. Aber er konnte noch nichts berichten, er wusste ja selbst noch nichts. Für alle Fälle hatte er im Krankenhaus seine Pfötynummer hinterlassen. Wenn er nichts hört, ist alles gut. Merdensch trank dort wieder mal einen Kaffee und aß ein Croissant mit Marzipanfüllung. Als der Kaffee getrunken war, bestellte er noch einen. Das sind aber auch kleine Tröge, die BiNa dort verkauft. Bei den Bäckereien in der Nähe bekam man hingegen einen richtig großen Pott voll, demnach doppelt so viel. Auch zum doppelten Preis muss man anmerken. Merdensch liebt den Geschmack von Marzipan. Er und Mammalia besuchten früher, beinahe zwei mal die Woche, eines der umliegenden Cafés in Schwallendorf. Sie orderte sich gerne irgendeinen Kuchen mit Früchten, meist Erdbeeren. Merdensch sah immer zu, dass es irgendetwas Cremiges mit Marzipan war.

Die veranschlagten drei Stunden vergingen rasch. Merdensch machte sich wieder auf die Spur, in das Diakoniekrankenhaus nach Schwadeburg-Wohda. Er war noch etwas zu früh, Mammalia war noch nicht auf ihrem Zimmer. Er wühlte derweilen ein wenig im Schlamm des in der Nähe befindlichen Parks herum. Das Krankenhaus in Wohda liegt mehrere Meter, oberhalb an einem Berg. Er hatte von dort einen wunderschönen Blick auf Schwadeburg sowie die nähere Umgebung. Es war ein herrlicher Tag, die Sonne schien, die Vögel zwitscherten in den Bäumen, die Grillen zirpten im Gras. Eigentlich sollte an so einem schönen Tag nichts schief gehen, schoss es Merdensch in seine Gedanken. Er lies die vergangenen Monate nochmals an sich Revue passieren. Ein Ende des Spuks wäre in greifbarer Nahe ... und so war es auch.

Mammalia lag noch geschwächt in ihrem kleinen Patientenbett, aber sie lächelte Merdensch erleichtert an, als er das Zimmer betrat. Sie gaben sich ein Küsschen und er richtete liebe Grüße von ihrem Rudel aus. Jeder von ihnen wollte sie noch etwas später im Krankenhaus besuchen. Eine Diakonisse hinkte in das Zimmer, beugte sich über das Bett und tätschelte Mammalia liebevoll an ihren Pfoten. Sie war schon in fortgeschrittenem Alter, machte dennoch einen mobilen Eindruck. Mammalia erkannte sie sofort, an sie hatte sie noch einige schöne Erinnerungen von damals. Beide fingen umgehend an, über die guten alten Zeiten zu grunzen und was sie alles so angestellt hatten. Merdensch freute sich darüber, dass es seiner Sau so richtig gut ging, sie ihren Schmerz und ihr Leid in dieser Zeit verdrängen konnte. Er ließ beide erst einmal alleine und galoppierte zu einer Bäckerei, die er beim Vorbeifahren gefunden hatte, um sich für den Nachmittag mit ein wenig Futter auszurüsten. Mammalia wurde schließlich versorgt werden, er nicht.

Diesmal war ihre Zimmerkollegin eine Sau in Merdensch's Alter, sie hatte ziemliche Schmerzen in ihrem Unterleib. Keiner wusste so richtig, wo die Beschwerden her kamen. Sie war von Beruf selbständige Physiotherapeutin, machte sich ernsthaft Sorgen um ihre Praxis und wie es bei ihr danach weiter gehen würde. Ihr Eber war ebenfalls Programmierer, so wie Merdensch, stellten sie in diversen Grunzereien fest. Sie wurde schon ausgiebig untersucht und man vermutete, dass die Blase die Ursache sein könnte. An diesem Tag stand ihre Operation auf dem Plan. Sie hoffte nur, endlich diese heftigen Schmerzen los zu werden. Noch vor der OP hatte sie kurz das Patientenzimmer verlassen, um sich aus der Bibliothekenscheune etwas zum Lesen zu besorgen. Kaum war sie aus dem Raum, huschte auch schon eine Pflegesau herein, schüttelte ihr Bett auf und knautschte das Bettzeug wieder ordentlich zusammen. Merdensch und Mammalia blickten sich an und waren sichtlich verblüfft. So viel Aufmerksamkeit haben sie die ganzen Wochen in der Universitätsklinik nicht gesehen. „Das wurde dort nie gemacht", kritisierte Mammalia an. Hier kam auch jede viertel Stunde eine Pflegesau in das Zimmer, erkundigte sich nach Mammalia's Wohlbefinden und schaute sich den operierten Bereich an, ob alles soweit in Ordnung wäre. Hier fühlte sich bestimmt jedes Schwein gut aufgehoben.

Es verstrichen zwei Tage, der Verband konnte geöffnet und entfernt werden. Nicht gerade schön was es da zu sehen gab, aber die Wunde schien zumindest ordnungsgemäß zu verheilen. Merdensch störte dieser Anblick nicht, schließlich hat er auch diverse Wunden an seinem Speck. Er liebt Mammalia so wie sie ist, ihren Charakter und nicht ihre Zitzen. Im Diakonie-Krankenhaus erkundigte man sich auch darüber, ob Mammalia eine Prothese möchte, um den Verlust nicht so öffentlich zeigen zu müssen. Sie stimmte zu und die Pflegesäue stellten die Verbindung zum dortigen Gesundheitsmarkt her, der noch am Nachmittag zwei Verkaufsschweine mit Muster zur Anprobe schickten. Auch zwei spezielle ZH's durfte Mammalia sich bestellen, wo die Prothese reingesteckt werden muss. Die

Krankenkasse übernimmt dafür die Kosten, einmal im Jahr.

Am Tag danach durfte Mammalia bereits nach Hause, sie müsse aber noch weiter ruhen und sollte sich behutsam wieder in den Alltag integrieren. Merdensch wurde jetzt erst einmal rotzekrank. Er hatte Schwindelanfälle, ihm war durchgängig Übel, seine Nase lief, seine Schweineohren waren zu, außerdem hatte er den flüssigsten Durchfall aller Zeiten. „Hatte er nun zu allem Übel nun die Schweinegrippe?". Er nahm einige Tabletten gegen den Durchfall, was aber nichts half. „Aber wie ist das passiert?", überlegte er. „Er wird sich doch kein Virus eingefangen haben, oder gar einen dieser gefährlichen Krankenhauskeime eingeatmet haben?". Unmöglich, sonst wäre ja die ganze Meute und auch andere Schweine betroffen. Nach drei Nächten war keine Besserung in Sicht und Mammalia machte einen Termin beim Hausarzt, der sich Merdensch anschauen sollte. Nach einem kurzen Gespräch mit einer knappen körperlichen Untersuchung, meinte er zu Mammalia: „Das was sie haben, ist schlimm". Er drehte sich zu Merdensch und diagnostizierte: „Das was sie haben, ist normal, einfach aussitzen". Diese Aussage fand Merdensch seltsam. „Wie sollte denn eine Grippe und Durchfall normal sein?". Als er noch am selben Abend mit seinem Vater AfLo telefonierte, meinte dieser, dass er das auch gehabt hätte als seine Mutter, also Merdensch's Oma, gestorben war. Er bezeichnete dies als psychosomatisch.

Merdensch und Mammalia waren nun zu schwach, um sich um die tägliche Verpflegung mit Nahrung zu kümmern. Mammalia kam die Idee, für beide „Fressen auf Rädern" zu bestellen. Zumindest erst mal für eine Woche lang und dann schauen wie der Stand der Dinge ist. „Fressen auf Rädern" ist eine klasse Sache. Die Portionen sind zwar eher was für Senioren, aber geschmacklich könnten sie den Restaurants schon Konkurrenz machen. Von den Kosten her gesehen, meckerte Merdensch auch nicht. Das Fressen wurde täglich luftdicht verpackt, pünktlich um zwölf Uhr, warm geliefert. Die Ferkel brachten in der Zeit von unterwegs Brot mit und gingen ferner das Nötigste einkaufen. Sie selbst versorgten sich mit Insektenlarven auf Fertigpizzen und ein paar Dosen Ravioli, genau genommen dessen Lieblingsnahrung. Kochen war für sie ein Fremdwort, es musste alles fix und fertig sein, das ging schneller und der genutzte Napf konnte einfach nur in die Spülmaschine gestellt werden.

Mammalia wollte noch eine weitere Meinung zu ihrer verordneten, bevorstehenden Chemobehandlung einholen, da sie von verschiedenen Medizinern unterschiedliche Meinungen gehört hatte. In der Universitätsklinik meinten sie, es müsse unbedingt sein, wenn sie überleben wollte. „Denken sie an ihre Ferkel. Denken sie an ihre Herde" hieß es immer wieder. Ein Onkologe mit einer privaten Praxis in Schwadeburg wollte es ihr ausreden, es hätte keinen Nutzen. Mammalia fasste das so auf, als würde sie eh sterben, ob mit oder ohne Chemo. Ihre Chefinnen der gynäkologischen Praxis gaben sich auch überrascht, als dies durch das Tumorboard empfohlen wurde. Mammalia's Kopf schwirrte, in den letzten Tagen kannte sie kein anderes Thema, was Merdensch all zu gut verstand, weil er in diesem Zusammenhang immer wieder an UrSa dachte. Mammalia hatte kurzfristig einen Termin, in einer Spezialklinik in Schwünschen bekommen, dank Vitamin B. Schwünschen ist etwa 600 Kilometer südlich von Schwadeburg entfernt. Sie buchten dort einen Verschlag für zwei Nächte und verbanden den Besuch mit relaxen, sowie einer kurzen Stadtbesichtigung. Die dortige Heilfachsau der Klinik teilte nach Durchsicht aller Papiere mit, welche Mammalia bereits vorab gefaxt hatte, dass die es dort genau so verordnen würden, zum Wohle ihrer Patienten.

Letztes Jahr Mai

Merdensch und Mammalia trafen sich mit Jureb und Frasa, MaMo's Eltern, in einer Eisscheune in Schwallendorf. Das Ferkel des Besitzers, welcher aus dem südöstlichen Teil von Linnaterra stammt, ist mit deren zweitem Ferkel verlobt. Sie sind schon einige Zeit zusammen. Er ist etwas jünger als sein Bruder MaMo und hat für sein Alter noch ziemliche Flausen im Kopf. Aber er wird garantiert noch in den kommenden Jahren vernünftiger. Jureb hatte seine Söhne gut im Griff. Beide spielten gut und gerne Haxenball, in der zweiten Eberschaft von Schwallendorf. Das Team hielt sich stets tapfer in einer der vierten Ligen. Jureb wollte eigentlich immer, dass einer von ihnen irgendwann einmal in Linnaterra's Schweineliga spielt, was aber leider nur ein Traum blieb. Es gibt zu viele junge Eber auf Laurasia, da muss man schon verdammt gut sein, oder verdammt viel Glück haben. MaMo's Bruder hätte es beinahe geschafft, denn er besuchte als kleiner Jungeber ein Haxenballcamp. Er hätte es schon verdient, mit seinem Können ein Haxenballstar zu werden. Sein damaliger Zimmerkumpane spielt heute in der ersten Liga.

Sie begaben sich zu einem Tisch an der Wand. Jureb und Frasa setzten sich auf die Eckbank, Merdensch und Mammalia saßen ihnen auf Stühlen gegenüber. Sie bestellten sich Tröge mit Cappuccino, Tee und jeweils eine Schokobombe. Bei Jureb funktionierte die Futteraufnahme wieder gut, sollte aber aufpassen, dass er seinen Schweinemagen nicht überfüllte. Er musste jeweils eine viertel Stunde nach dem Fressen warten, bis er trinken nachschütten konnte, sonst wäre der komplette Inhalt, inklusive der Magensäure, wieder nach oben gekommen. „Das sieht irgendwie schon lustig aus, wenn das passiert, wie eine Fontäne.", grunzte Jureb und erzählte, dass er ebenso eine Paste fressen muss, die sehr kalorienreich ist. Weil er schon ziemlich viel Gewicht verloren hatte, war das auch absolut notwendig. Zum Glück sah er äußerlich wieder recht gesund aus. Etwas blass um den wenigen Speck, aber immerhin gesund. Sie sprachen über die Hochzeit ihrer Ferkel und wie gerne jeder von ihnen bei den Vorbereitungen geholfen hätte. Diese blöden Krankheiten machten es aber leider nicht möglich und zogen einen dicken Strich durch die Rechnung.

Mammalia murrte über ihre leidvollen Erfahrungen in der Universitätsklinik Schwadeburg und wie es nun bei ihr weiter gehen sollte. Wie Jureb musste auch sie sich langsam mit der Chemotherapie anfreunden, in wenigen Tagen sollte bei ihr der Port eingepflanzt werden. Jureb sollte nach Anraten der Spezialisten eine zweite Chemotherapie machen. Mammalia hatte hingegen Angst davor, denn sie hatte sich im Internet schon vielseitig über solche Therapien und deren Nebenwirkungen informiert. Es würden nämlich nicht nur die „Bösen", sondern auch die „Guten" Zellen zerstört. Sie empfand sich ebenfalls als hypochondrisch und dachte alles zu bekommen, was da so zahlreich angeführt wurde. Auflösung der Leber, Unterfunktion der Nieren und Herzbeschwerden, sind nur drei der möglichen Effekte. Ihr war das Schaden / Nutzen - Verhältnis nicht gerade verständlich. Sie habe in ihren ganzen Lebenslenzen nur selten pharmazeutische Medikamente zu sich genommen, vertraute eher Mutter Natur und meinte immer, dass sich eigentlich alles auch homöopathisch behandeln ließe. Mammalia hatte richtig Todesangst vor ihrem Krebs, und dass sich noch Kleinstteile davon in ihrem Körper befinden könnten, so dass sie die Chemotherapie dennoch starten wollte. Die Ärzte müssen wissen was das Beste für sie ist, schließlich haben die das studiert und einen Eid geschworen, jedem Schwein auf Laurasia nach bestem Wissen und Gewissen zu helfen. Auch Jureb war vom Tun der Doktoren überzeugt. Sie machten sich gegenseitig Mut, diese Zeit durchzustehen und ihre Krankheit mit allen Mitteln zu bekämpfen.

Um das ganze Leid zu vergessen, schnitten sie wieder die bevorstehende Hochzeit an und was dafür bislang geplant sei. Der Priester hatte beide schon mehrfach zu Vorgesprächen besucht, um den Ablauf in der Kirche mit ihnen detailliert zu besprechen. Von MiMa und MaMo wusste man, dass etwa einhundert Bekannte und Verwandte eingeladen wurden. Es sollte ein wundervolles, großes Fest werden. Die Trauung würde in der alten Kirche, in der Altstadt von Schwallendorf, vollzogen werden. Nach der Trauung wolle man weiter außerhalb in einer umgebauten Scheune in Wutzbach feiern, die zu einem kleinen Hotel gehörte. MiMa und MaMo fanden nichts Passendes in der Nähe, was ihren Vorstellungen entsprach. Da es bis dahin, von Schwallendorf kommend, knapp eine dreiviertel Stunde Fahrt war, beschlossen Merdensch und Mammalia, sich im Hotel einen Verschlag zu mieten um nach der Feier dort zu übernachten. Der Preis dafür war zwar heftig, aber besser als mitten in der Nacht nach Hause gurken zu müssen. Neben der Müdigkeit hätte sich bestimmt auch die aufgenommene Alkoholdosis negativ auf die Heimfahrt ausgewirkt. So könnten sie bis Ultimo feiern. Merdensch freute sich schon auf lecker Whiskey-Cola und natürlich auf das geplante Buffet, wo er die Details bereits im Vorfeld erfragt hatte. Unter anderem sollte es gegrillte Insektenlarven mit eingelegten Lurchen geben. Eine besondere Spezialität in einer Rahm-Trüffel-Soße. Wie mittlerweile bekannt sein dürfte, liebt er leckeres Fresschen.

Es war Mai, in der Mitte des Monats. Der vereinbarte Termin, wo Mammalia dieser Port eingesetzt werden sollte, war da. Das komische Ding wollte sie sich allenfalls in der AsKo-Klinik in Schweinstadt einpflanzen lassen, nach Schwadeburg ginge sie nicht mehr, da sie dort keinem Weißbekleideten mehr hundertprozentig vertraute. In dieser AsKo-Klinik sollte auch die Chemotherapie ab der nächsten Woche durchgeführt werden. Der dortige Onkologe Dr. BuDo war ein ruhiger, gelassener Wildeber aus Borraterra. Er erklärte das Vorgehen sehr verständnisvoll. Das Vorgespräch mit dem Chirurg, welcher für das Einsetzen des Ports zuständig war, verlief ebenfalls ordentlich und Mammalia hatte auch ab dem ersten Moment großes Vertrauen zu ihm. Dieser Schweineschnippler war etwa 2 Meter groß und fast ebenso breit. „Er macht den Eindruck wie ein riesiges Teddyschwein", meinte Mammalia. Mit seiner beschaulichen Art hatte er den ganzen Prozess erklärt, begrunzte Fragen sachlich, nicht überheblich. Wie sie von den dortigen Angestellten hörten, sei er ein richtiger Säueschwarm und sehr beliebt bei den Kolleginnen. Merdensch stellte sich ein Säueschwarm aber irgendwie anders vor, eher sportlich schlank und durchtrainiert. Aber so kann man sich irren.

Mammalia wurde für einen Tag stationär aufgenommen. Die Prozedur der Port - Implantation dauerte nur eine Stunde, sie wurde lediglich mit einer örtlichen Betäubung in ihrer Schweineschulter durchgeführt. Das hört sich nicht schlimm an, aber dennoch befand sich nun ein Fremdkörper unter ihrer Schwarte, der anfänglich störte. Bei ihr sah man glücklicherweise lediglich eine schräg verlaufende Narbe unterhalb des linken Schulterbogens, da hatte Merdensch schon ganz andere Schweine gesehen, wo der Port mit seiner kreisrunden Membrane deutlich unter dem Fell erkennbar war. Bei dessen Anblick wusste jeder sofort, dass es Krebspatienten seien. Die Operation wurde am Morgen durchgeführt, am Nachmittag durfte sie verschwinden, das ging hurtig. Nach der anschließenden Terminabsprache in der Onkologie fuhren beide wieder heimwärts. Es sollte nächste Woche mit der Infusion des Giftes los gehen und würde alle drei Wochen wiederholt werden. Mammalia war in dieser Woche alles andere als glücklich. Ihr innerer Körper sagte ihr bereits vorab, dass er eine Chemotherapie eigentlich gar nicht möchte.

Die Woche war vergangen, der erste Termin sollte angegangen werden. Merdensch wusste ganz genau was seine Sau dachte. Sie trödelte bis zur Abfahrt herum, machte noch dies, machte noch das. Sie wollte einfach nicht dorthin. Er verstand sie all zu gut, aber konnte ihr nicht helfen. Wenn es etwas genutzt hätte, dann hätte er die Termine für sie wahrgenommen und sie zu Hause im Stall gelassen. Es brach wieder eine blöde Zeit für beide an.

Als sie in der AsKo-Klinik Schweinstadt angekommen waren, setzten sie sich in den Wartebereich der Onkologie. Eine Helfersau bestellte umgehend Mammalia's Chemiekasten in einer Apotheke. Sie hatte dieser Apotheke vorher als Lieferant schriftlich zustimmen müssen, es ging schließlich um sehr viel Finanzen. Durchschnittlich betragen die angesetzten Therapiekosten bei Zitzenkrebs grob aufgerundet fünfzigtausend Schweuro. Um hier Missbrauch zu vermeiden, war das vom Gesetzgeber so vorgeschrieben. Es dauerte etwa eine halbe Stunde, bis der Apotheker vor Ort war. Er hatte eine schwarze Box dabei, was an einen Pizza-Lieferservice erinnerte, welche er auch gleich begann auszupacken. Die Flüssigkeiten waren in dunklen Beuteln verpackt, damit kein Tageslicht an die Substanz gelang, denn dann wären die praktisch wertlos geworden.

Merdensch und Mammalia betraten den Infusionsstall. Er war etwa 30 Quadratmeter groß, es waren zwölf Stühle jeweils an der Wand aufgestellt Zu jeder Sitzgelegenheit gehörte eine Vorrichtung, die jeder aus den Krankenhäusern kennt, wo die Infusionsflüssigkeiten daran gehängt wurden. Es saßen bereits vier Schweine auf ihren Stühlen und ließen die chemische Substanz in sich rein tropfen. Eine seltsame Atmosphäre. Merdensch machte seiner Sau mit Gesten ein wenig Mut, was konnte er auch anderes tun? Sie hätten nie im Leben daran gedacht, jemals einen solchen Stall betreten zu müssen. Mammalia wurde ein Platz zugewiesen und eine Helfersau kam mit Plastikpfotenschuhe angelaufen. Sie hatte diese Pfotenschuhe an, weil das Zeug so giftig wäre, dass es ihre Schwarte verätzen würde. „Toll, so etwas bekommt meine Sau,

zur angeblichen Heilung, direkt durch das Herz gepumpt",
dachte Merdensch. Zuerst wurde eine Nadel in den Port
gesteckt, diese sah auch noch ziemlich dick aus, etwa doppelt
so dick wie eine normale Spritze. Sie durchstach die
Speckschwarte, Mammalia verzerrte ihr Gesicht und bei ihr
begannen Tränen zu entweichen. Merdensch ereilte ein tiefes
Gefühl der Hilflosigkeit. Zuerst müsse eine Kochsalzlösung
eine halbe Stunde rein laufen, bevor das eigentliche Material
angeschlossen werden konnte, was dann wiederum etwa 2
Stunden dauerte. Dann zum Abschluss erneut diese
Kochsalzlösung.

Nach diesem Geschehen wurde Mammalia für einige Tage
müde und schlapp, die Übelkeit war für sie fast unerträglich.
Die Konzentration auf irgendwas, egal was, war gleich Null.
Sie lag nur im Bett oder auf der Couch, beim Aufstellen wurde
ihr schlagartig schwindelig. Merdensch bemerkte, dass sie
sogar zeitweise Gedächtnisaussetzer hatte. Und sie
konfrontierten telefonisch damit den behandelnden Onkologen.
Dr. BuDo meinte, dass das eines der bekannten
Nebenwirkungen sei, es wäre völlig normal. Sie sollte sich auch
keine Sorgen machen, wenn ihr Urin einige Tage nach der
Behandlung rot sein würde, das läge an den Farben der
Infusionen, hätte aber sonst keine Bewandtnis. Alles gut.

Mammalia telefonierte aufs Neue mit ihrer damaligen
Zimmerkollegin aus der Universitätsklinik Schwadeburg, der
Sau UrSa. Ihr erging es genauso schlecht. Da sie bekanntlich
aus Schweinstadt stammt, hatte sie sich ebenfalls für die dortige
AsKo-Klinik entschieden. Sie tauschten sich über die

Behandlung, den Helfersäuen und dem Doktor aus. Im Gegrunze wurde dann bemerkt, dass beide den exakt selben Mischmasch an Chemikalien erhielten. Hatte es nicht ursprünglich geheißen, es wäre für jede Krebsart eine individuelle Mixtur? Das kam beiden schon etwas schweinisch vor. Merdensch und Mammalia würden sie das nächste mal besuchen kommen, wenn sie wieder dorthin mussten. Sie verabredeten sich.

Letztes Jahr Juni

Mammalia's zweiter Chemotermin stand bevor. Was die Zeit auf einmal so schnell verfliegt. Sie hatten sich mit UrSa an diesem Tag verabredet. Mammalia telefonierte unterwegs mit ihr und ließ sich den Weg zu ihrem Verschlag erklären. UrSa besaß bereits kein eigenes Fell mehr. Sie kaufte sich die teure Version von Ersatzborsten, welche sie übergezogen hatte. Ihr sah man das auf den ersten oder zweiten Blick nicht an. Sie winkte aufgeregt, während sie bereits neben der Straße auf Merdensch und Mammalia wartete. Als sie ihren Wagen auf dem Parkplatz abgestellt hatten, war die Begrüßung herzig. Sie knuddelten sich eine Weile. UrSa und ihr Eber HanSo lebten im Erdgeschoss einer kleinen Mehrherdenscheune, in einer schönen Wohngegend, in Schweinstadt. Der zum Stall gehörende Garten war super klein und besonders überschaubar. So einen wünschte sich Merdensch auch, wenn er etwas älter ist.

Leider war UrSa's Eber HanSo nicht zu Hause. Er lag schon seit einigen Tagen wegen Schweinerückenbeschwerden im Krankenhaus, sollte aber zum Glück nicht operiert werden, teile UrSa erleichtert mit. Sie war immer noch recht agil, konnte lediglich nicht mehr so einwandfrei laufen. Vor der Chemo war sie noch „Schweinchen Dampf in allen Gassen", wie Mammalia immer liebevoll betonte, als sie von ihr erzählte. UrSa hatte bereits ihre Kaffeemaschine angeschmissen und schenkte Merdensch einen Napf voll ein. Sie wusste noch, wie sehr er Kaffee liebt, denn auch sie bezeichnete sich gerne als

Kaffeetante. Ohne einem Trögchen am Morgen, käme sie nur schwer in die Gänge, ihm ging es ebenso. Für Mammalia wurde extra ein Topf mit Wasser abgekocht. Sie brühte einen Früchtetee auf, den sie extra vorher besorgt hatte. UrSa packte noch ein paar Kekse aus dem Schrank und setzte sich auf einen Sessel im Wohnstall. Merdensch und Mammalia verweilten ihr gegenüber auf der Couch und sie schnabulierten drauf los.

UrSa sprach von ihrer Chemotherapie und wollte ihre Ersatzmähne runter machen. Sie fragte, ob jemand etwas dagegen hätte. „Natürlich nicht" grunzten beide fast synchron. Sie schauten sich an und lachten augenblicklich laut drauf los. Es war irgendwie eine witzige Situation, wenn die Lage nicht so traurig gewesen wäre. Aber sie arrangierte sich mit den unvermeidbaren Nebenwirkungen, obwohl UrSa das vorher nicht wollte. Mammalia zeigte ihren veroperierten Vorbau. UrSa schlug die Haxen über ihrem Kopf zusammen und glaubte ihren Augen nicht, was sie da sah. Sie meinte „Dass die Kurpfuscher mit so einer Arbeit davon kommen. Schließlich muss jeder Handwerker für seine Arbeit gerade stehen, warum ist das bei den Doktoren nicht auch so?". Mammalia wusste darauf erst mal keine Antwort. Nachdem sie sich noch weiter ihre Erfahrungen berichtet hatten, musste Mammalia wieder zur AsKo-Klinik, der Termin rückte unaufhaltsam näher. Sie nahmen wieder Abschied voneinander, wollen sich allerdings eine Weile später erneut treffen. Noch sichtlich angeregt von dem Treffen machten sie sich auf den Weg, zu Mammalia's nächsten Folterstunden.

In der AsKo-Klinik setzte sich Mammalia wieder einmal auf

den für sie reservierten, ungeliebten Infusionsstuhl. Dr. BuDo trabte in den Raum, begrüßte die Anwesenden und fragte Merdensch, ob er schon einen Trog Kaffee getrunken habe. Er sagte „Ja", nickte. „Denn neusten Studien zur Folge sind 4 Tröge von diesem Gebräu, sehr gut für die Potenz eines Ebers" lachte er laut. Der Doktor rümpfte dabei sein Gesicht, als hätte er sich kürzlich eine Schaufel frisch importierte Schnupfameisen durch seine Schweinsnase gezogen. Merdensch dachte sich: „Na, der hat ja gut Lachen zwischen seinen todkranken Patienten, die nur an ihr Überleben denken. Er hat ja seine Schweinchen im Trockenen .... grunz!".

Zwischenzeitlich wurden von dem Schweineapotheker die Infusionssäcke geliefert. Dieses mal musste Mammalia zuerst eine Tablette gegen die eventuell aufkommende Übelkeit schlucken. Dann bekam sie eine Kurzinfusion, eine kleine Flasche mit einer Kochsalzlösung, jetzt inklusive Kortison. Danach eine Flüssigkeit zum Schutz der Blase, da die Gifte ansonsten diese angreifen oder sogar zerstören könnte. Es folgte die bekannte 2-stündige Chemieflüssigkeit, dann wieder Kochsalz und als Nächstes eine weitere Giftmischung. Zum Abschluss erneut Kochsalz zum Sauberspülen. Als diese schweinische Quälerei zu Ende war, nahm sie noch 2 Tabletten mit nach Hause, die sie unbedingt jeweils nach 2 und 8 Stunden einnehmen musste. Ihr wurde eindringlichst klar gemacht, dass ihre Blase hochgradig gefährdet sei, wenn sie die Einnahme versäume. Dessen nicht genug, wurde ihr ein weiteres Päckchen mit Tabletten, gegen eine plötzlich auftretende Übelkeit gereicht … ein Cocktail an Chemie! Mammalia war traurig erschüttert, so viele Medikamente musste ihr armer

Schweinekörper bislang noch nie verarbeiten.

Noch in derselben Nacht fühlte Mammalia sich unwohl. Ihr
Gesicht war stark gerötet. Der Puls raste, das Herz schlug ihr
spürbar bis zum Hals. Nach einigen Überlegungen vermutete
sie, dass eventuell das Kortison Schuld für ihren Zustand sein
könnte. Sie versuchte sich zu beruhigen, aber es gelang ihr
nicht. Ihren Eber, der schon tief schlief, wollte sie nicht auch
noch belasten. Sie legte sich in ihr Bett und versuchte zu
schlafen. Dies gelang ihr wiederum auch nicht. Ihr kleines
Schweineherz hämmerte in ihrer Brust. Sie bekam es mit der
Angst zu tun. "Was wenn diese verhassten Chemikalien jetzt
mein Herz angreifen und beschädigen?", fragte sie sich und
sehnte den Morgen herbei. Die Stunden vergingen für sie zu
langsam. Merdensch wurde endlich wach und sie berichtete
umgehend von dieser schlimmen Nacht, die hinter ihr lag. Er
sah es ihrem Gesicht an, sie war puderrot, überdies glühten ihre
Wangen. „Ab in die Klinik", sagte Merdensch, „Das ist nicht
normal".

Dr. BuDo, der onkologische Facheber, sah sich Mammalia an.
Er meinte tatsächlich, dass es Nebenwirkungen vom Kortison
seien und alle Schweine da durch müssten. Das sah aber
Mammalia ganz anders. Sie wollte diese Nebenwirkungen nicht
akzeptieren. Sie sagte klipp und klar, dass sie sich im Internet
kundig gemacht habe. Es gäbe keinen zwingenden Grund für
die Gabe von Kortison. Dr. BuDo gab hauerknirschend nach, ab
sofort ohne diesem Zusatz. „Na, also", freute sich Mammalia,
„Geht doch". Sie war in diesem Moment stolz auf ihr
Durchsetzungsvermögen und gleichzeitig erleichtert, ein blödes

Präparat los zu sein. Die unangenehmen Nebenwirkungen hielten bis zum nächsten Tag an, danach besserte sich ihr Zustand langsam wieder.

Da Mammalia wusste, dass diese Chemoprozedur noch viele weitere Male auf sie wartete, verschlechterte sich ihr psychischer Zustand merklich. Sie konnte und wollte dieses Gift in ihrem Schweinekörper nicht mehr akzeptieren. Die Übelkeit plagte zeitweise unerträglich, auch stundenlange Weinkrämpfe waren die Folge. Eine Phase begann, mit viel Verzweiflung, Wut und Angst im Wechsel, sie bräuchte schnellstmöglich Hilfe. Zum Glück gab es in der Universitätsklinik Schwadeburg einen „Psychologischen Dienst". Sie bekam umgehend einen Termin bei einer sehr netten Psychologin. Diese war äußerst einfühlsam und half Mammalia gut, nach längeren Gesprächen, mit einer speziellen „Klopftherapie". Dabei wurden verschiedene Punkte am Körper sanft stimuliert sowie einige Sätze gesprochen. Mammalia reagierte so gut darauf, dass sie völlig müde und erschöpft nach solchen Sitzungen war. Aber es ging ihr danach psychisch wesentlich besser. Ihr wurde immer klarer, dass sie sich sehr gut auf ihr Körpergefühl verlassen konnte, also auf ihre innere Stimme hören müsse. Der Kampfgeist in ihr, sich gegen die Chemotherapie zu wehren und sich nicht ausrotten zu lassen, erwachte. Sie fühlte, da muss es noch etwas Überzeugenderes geben, diese Art von Therapie ist für keine Sau gut. Wenn sie nicht der Krebs töten würde, würde es sicherlich die Chemotherapie tun. Mammalia ist noch bis heute dafür dankbar, diese einfühlsame Psychologin gefunden zu haben.

Merdensch telefonierte gelegentlich mit seiner Schwester CoNa aus Pigoriffa. Diesmal erzählte sie ihm, dass der Onkel ihres Ebers gestorben sei. Er hatte vor kurzem Bauchspeicheldrüsenkrebs diagnostiziert bekommen, ihm wurde ebenfalls eine Chemotherapie verordnet, die er hoffnungsvoll bis zum Ende durchgezogen hatte. Letztlich verendet ist er komischerweise an Leberversagen. Ein Jahr zuvor wurde ihm sein Arbeitsplatz gekündigt, was ihn monatelang explizit beschäftigte. Ihm wurde förmlich der Boden unter den Haxen weg gerissen. Als älterer Eber auf Pigoriffa, knapp vor der Rente, hatte er bestimmt keine Chancen mehr auf dem Arbeitsmarkt gesehen, zeitnah eine geeignete Stelle zu finden. Gesucht werden dort heutzutage Jugendliche, mit zehn Jahren Berufserfahrung. Es war so ernüchternd, hat denn nun jeder in seinem Umfeld mit diesem Krebs zu tun?

Letztes Jahr Juli

Fast Mitte Juli. Mammalia wollte ihren Wurftag trotz, oder gerade wegen den krankheitsbedingten Umständen, wieder einmal ordentlich feiern. Sie lud ihre engsten Freunde ein, die über den ganzen Tag verteilt kamen, etwas blieben, dann wieder gingen. Selbstverständlich war auch ihre ganze Rotte gekommen. Ebenso haben Jureb und Frasa Zeit gefunden, sie wollten sich das Zusammensein nicht entgehen lassen. Merdensch besorgte schon etwas trinkbare Flüssigkeiten aus Hopfen und Malz, sein Vorrat an Whiskey war noch ordentlich mit einer großen Auswahl gefüllt. Jeder Gast wurde demnach ordentlich versorgt. Am Nachmittag gab es Kaffee und Kuchen, Mammalia hatte selbst gebacken. Am späteren Abend gab es leckere Pizzabrötchen. Die Brötchen hatte deren Jungsau BiNa von ihrer Tankstelle mitgebracht. Die Teige mussten nur durchschnitten, belegt und kurzzeitig im Ofen gebacken werden. Diese besonderen Sandwichs hielten sich unwahrscheinlich lange, die waren sogar am nächsten Tag noch genießbar. Niemand hatte aber den Hauch eines Schimmers, was da genau drinnen war. Sie vertrauten doch auch beim Fressen denen, die sich mit so etwas auskennen sollten, der guten Fressmittelindustrie.

Da Mammalia's erste Chemositzung bereits vor ein paar Wochen war, hatte sie mittlerweile ebenfalls ihre Borsten verloren, was ihr zu schaffen machte. Sie hatte sich bereits im letzten Monat ihre Kunstborsten gekauft, die das Übel auf natürlich aussehender Art kaschieren sollte. Bevor sie sich, wie

UrSa, das teuerste Modell kaufte, ließ sie sich ausführlich in speziell dafür ausgerichteten Läden beraten. Es gab freilich auch kostengünstigere Varianten, diese waren allerdings aus Kunststoff, kein bisschen atmungsaktiv, dazu noch steckesteif. Wenn eine Sau diese Art von Kunstborsten aufsetzte und den Kopf nach hinten drehte, verharrten die Borsten in einem neunzig Grad Winkel. Wer auch hier nicht als Krebspatient auffallen wollte, entschied sich nur für eine der teuren Varianten. Die Günstigen hätten zwar die Krankenkasse komplett bezahlt, sind aber keineswegs praxisnah. Bei Mammalia's Modell wurden immerhin 30% der Kosten übernommen. Jeder ihrer Gäste empfand das nicht als schlimm, weil es nun eben kaum auffiel. Sie machten ihr Komplimente und wünschten ihr mutmachendes Durchhaltevermögen. Merdensch empfand das ebenso, wenn man ihre vorherigen Borsten nicht kennen würde, merke das niemand. Beim Einkaufen hatte die Bedienungssau an der Käsetheke sogar gemeint, dass ihr die neue Frisur super stehen würde.

Der Abend neigte sich dem Ende, die Gäste verließen so langsam wieder ihren Stall. Merdensch und Mammalia saßen noch zusammen und sprachen miteinander. Es herrschten noch gemütliche zweiundzwanzig Grad, ein laues Lüftchen wehte, die Sterne funkelten. Da es mitten im Sommer war, daneben das Wetter mitspielte, machten sie es sich auf der Terrasse gemütlich. Der Bereich war 5 Meter lang und 3 Meter breit. Sie stellten dort alljährlich, direkt im Übergang vom Wohnstall auf die Terrasse einen Pavillon auf, stellten einen großen Tisch darunter und eine Sitzbank dahinter. Davor waren immer ein paar Gartenstühle aus massivem Plastik platziert, davon hatten sie viele. Stühle, die sie nicht benötigten, wurden aufeinandergestapelt in die Ecke gestellt. Ein Springbrunnen hinten rechts, rundete das Mediterrane Erscheinungsbild ab. Mammalia sprach von Jureb und sie meinte, dass er etwas gelb im Gesicht gewesen sei. Merdensch ist das nicht aufgefallen, er hatte darauf gar nicht so geachtet. Sie war vom Fach und hat medizinisch gesehen, im Laufe der Jahre, sehr viel Erfahrungen gesammelt. „Es könnte bei ihm etwas mit der Leber nicht in Ordnung sein", meinte sie.

MiMa rief ein paar Tage nach Mammalia's Wurftagsfeier an. Sie teilte aufgeregt mit, dass MaMo's Vater Jureb wieder in der Universitätsklinik Schwadeburg gefahren sei. Er wurde zu gelb in den Augen, sodass er sich Sorgen machte und untersucht werden wollte. Er musste dort bleiben. Die Diagnose war, dass sich ein Tumor in seinem Bauchfell, in der Nähe der Leber, gebildet hatte. Aufgrund dessen wäre deren Funktion eingeschränkt. Mammalia hatte demnach recht behalten. Die Uni-Ärzte wollten ihn stationär versorgen, um ihn wieder so weit aufzupäppeln, bis er seine weitere Chemobehandlung antreten und durchführen könnte.

„Warum konnte denn nicht alles normal verlaufen?". Merdensch und Mammalia fingen erneut an sich um ihn Gedanken zu machen. In zwei Wochen sollte die Hochzeit von MiMa und Jureb's Ferkel MaMo vollzogen werden.

Nun war es so weit. Es wurde geheiratet. MiMa und MaMo hatten den ganzen Ablauf bis ins kleinste Detail geplant, nichts dürfe dem Zufall überlassen werden. Sämtliche Rotten trafen sich pünktlich um elf Uhr vor der Kirche in der Schwallendorfer Altstadt. Auch Merdensch's Eltern, AfLo und DoRia, waren extra aus Pigoriffa eingeflogen, um dieses Ereignis nicht zu verpassen. Zum Glück war es an diesem Tag nicht so heiß gewesen, denn die Tage zuvor hatte das Thermometer fast alle Temperaturrekorde der Vorjahre sprengen lassen. Jeder weiß ja, wie sehr Eber unter ihren dunklen Anzügen mit zugeknöpften Hemden da schwitzen müssen. Säue haben es da schon etwas besser, bei ihren Kleidern oder Röcken wedelt wenigstens immer etwas Wind um den Speck.

MiMa wurde mit dem Hochzeitswagen vorgefahren, es war ein weißer Oldtimer aus den 60igern, ihr Bruder ReNo durfte chauffieren. Sie stieg aus dem Fahrzeug und ihrer Trauzeugin fiel ein Blatt aus ihrem Borstenschmuck, welchen sie sich passend zu MiMa's Brautstrauß anfertigen lies.
Brautstrauß?
Wo war er?
Sie vergaß ihn vor lauter Aufregung zu Hause. Panisch rief sie ihren Bruder herbei. Er musste nun, bei dieser Affenhitze mit seinem Schweinekumpel, schnell in die Wohnung rennen, wo der Brautstrauß in einer schicken Vase geduldig auf sie wartete. Nur 10 Minuten später war er zurück, es konnte weitergehen. Ihre Geschwister warteten bereits neben dem Altar. Sie mussten ein paar Psalme auswendig lernen, um diese letztlich vorzutragen. ReNo gesellte sich durchgeschwitzt zu ihnen, er schnaufte noch deutlich. MiMa's zukünftiger Eheeber MaMo war sehr nervös. Er trippelte ebenfalls schwitzend und aufgeregt von einem Haxen auf den anderen und wartete

geduldig vor dem Altar, bis seine baldige Ehesau hereinkam.

MiMa betrat endlich die Kirche, sie sah hinreißend bezaubernd aus. Sie trug ein weißes Brautkleid mit einem Schleier der fast den Boden berührte. Es war ihr Moment, auf den sie sich so lange gefreut hatte und ihm entgegenfieberte. Den Angehörigen kamen die Tränen vor Rührung, sie waren ergriffen, es war ein magischer Moment. Ein Chor, in dem auch MaMo's Mutter Frasa Mitglied war, fing an das Hochzeitslied zu trällern. Die Kirche war überfüllt mit Schweinen, geladenen Gästen, ihren Freunden oder einfach nur Schaulustigen, die zu jedem Anlass in die Kirche rennen. Jeder drehte sich um, um MiMa mit neugierigen Blicken zu begleiten, bis sie letztlich neben MaMo stand und ihm ihre Pfote reichte. Um das Ganze jetzt etwas abzukürzen - Will er? Ja. Will sie? Ja. Zum Abschluss sang MaMo's Cousine das Lied, was sich beide von ihr im Vorfeld wünschten. „Ich bin da für dich" von denen, die bei der TV-Sendung „The Grunz" um ihr Leben sangen. Sie hatte eine extrem schöne Stimme und begeisterte damit. Sie wäre bestimmt auch ein Top Ten Kandidat für „LSDS – Linnaterra sucht die Superwutz".

Auch Jureb war dabei. Er verlor weiterhin gewichtige Kilos und konnte nur noch im Rollstuhl gefahren werden. Sein Ferkel hatte ihn extra für einige Stunden aus der Klinik abgeholt, das sollte er doch um keinen Preis verpassen. Er war richtig aufgeblüht. Es schien, als liefe er bei seinem Rudel zur alten Hochform auf. Er ließ es sich aber nicht anmerken, wieviel Kraft es ihn in Wirklichkeit kostete. Zeitweise hatte Merdensch sogar das Gefühl, es ist wieder alles in Ordnung, auf dem Weg der Besserung, er besiege seine Krankheit. Jureb saß bei seinem Rudel, neben seiner Sau Frasa, in der ersten Reihe, rechts neben dem Altar.

Der Fotograf, ein Polizei-Arbeitskollegenschwein von MaMo, war für die Hochzeitsbilder zuständig. Es war sein leidenschaftliches Hobby, er ging richtig gut mit den Kameras um und hütete ein Auge für die perspektivische Optik. Während der Hochzeitsfeier wackelte er von vorne nach hinten, von links nach rechts. Er machte unzählige hochauflösende Fotos mit seinen Digitalkameras und ließ parallel dazu seine Videokamera durchgängig Aufnahmen machen, welche er später am PC noch bearbeiten würde. Einige Anwesende machten Bilder mit ihren Pfötys oder drehten Kurzvideos, denn heutzutage sind die Geräte ein richtiges Wunderwerk der Technik. Alle Aufnahmen sollten später gesammelt und in einem Album zusammengefasst werden.

Als diese Feierlichkeiten zu Ende waren, verließen alle das Gotteshaus. MaMo's Kollegenschweine aus dem Haxenballverein standen vor der Kirchentür Spalier und warfen Wurzelkörner über das traute Paar. Das hatte Tradition, das sollte ihnen viel Glück bringen. In den umliegenden Ställen waren die Fenster weit aufgerissen und die dort wohnenden Schweine spionierten dem Brautpaar nach. Ein wundervolles Paar, war die einhellige Meinung. Mammalia war so stolz auf die Beiden und hielt abermals ihre Tränen nicht zurück. Sie konnte endlich wieder einmal glücklich sein.

Ab ging es zum Treffpunkt. Einem Parkplatz um die Ecke, wo

sich ein Bus einfinden sollte, der die Hochzeitsgäste in die Lokalität fahren durfte. Und später in der Nacht wieder nach Hause. Das war praktisch für die älteren Schweine, die nicht mehr eigenständig fahren konnten oder wollten. Am Platze wurden zuerst ein paar Flaschen Bier geköpft und nach einer längeren Weile fuhr der Korso los. Fünfzehn Fahrzeuge fuhren hinter dem, mit cremefarbenen Rosen geschmückten, Hochzeitswagen her und hupten, bis die Hupen nur noch so krächzten. Das machte Merdensch und Mammalia Spaß, durch zig kleinere Ortschaften zu fahren und lärmend Aufmerksamkeit zu erregen.

In Wutzbach war von einer „Scheune", rein gar nichts zu erkennen. Professionell festlich geschmückt sah alles aus. Die Gäste konnten sich drinnen hinsetzen, aber auch draußen war der Ort gemütlich mit diversen Rattan-Sitzgruppen zurechtgemacht. Da die Scheune samt dem Hotel an einem kleinen Wäldchen gelegen war, durfte dort auch ordentlich Lärm gemacht werden. Junge Schweine lassen es bei solchen Anlässen bekanntlich gerne mal krachen. Es gab anfangs einen Sektempfang mit kleinen Lurch- oder Mäusehäppchen und die Anwesenden gesellten sich an den runden Stehtischen zusammen. Merdensch bemerkte, dass jeder doch ganz schön hungrig auf mehr war. Er fragte nach Nachschub. Es gab aber keinen, weil bald das Buffet aufgebaut werden sollte - Alles klar - Mist. Die Aufregung lies das Hungergefühl eigentlich auch gar nicht zu.

Pünktlich um 19 Uhr gab es endlich das langersehnte Fressen. Erst eine leckere Knollensuppe als Vorspeise, anschließend ein prall gefülltes Büffet. Die Auswahl war riesig und Merdensch wusste gar nicht, was zuerst probiert werden wollte. Das hatte alles so gut geschmeckt, es sollte von allem wenigstens ein bisschen verkostet werden. Auch Andere gingen mehrmals zur Futterstelle und holten sich ungeniert Nachschub. Die wollten eigentlich gar nicht mehr aufhören zu fressen. Was sich allerdings negativ auf den Bauchumfang und zwangsläufig auf dessen Speckaufbau auswirkte, sodass einige Anzüge der maskulinen Gäste zu kneifen begannen. „Da haben es Säue auch wieder besser", dachte sich Merdensch und knöpfte seine Hose etwas auf, um wieder atmen zu können. Zum Nachtisch gab es danach Creme Brulee .... Mammalia's Lieblingsfutter. Davon verdrückte sie doch glatt weg fünf Stück, da einige am Tisch das nicht fressen wollten. Wie bei jeder Hochzeitsfeier wurde anschließend getanzt, um möglicherweise das gefressene besser verdauen zu können.

Es war nun 5 Uhr des nächsten Morgens. Die Nacht war vorüber. Die Sonne blickte zaghaft durch die Baumwipfel und erhellte langsam wieder die Umgebung. Das Personal hatte bereits das nötigste aufgeräumt, weil am nächsten Tag wieder eine Festivität geplant war. Diese Feier war nun zu Ende. Merdensch saß noch mit anderen hart gesottenen Ebern an einer Couchgarnitur, die vor der Scheune aufgebaut war. Sie grunzten, für nicht betrunkene bestimmt unverständlich, über alles, was ihnen derzeit in den Kopf kam. MiMa und MaMo räumten zwischendurch die Hochzeitspräsente in ihren gemieteten Verschlag. Schließlich meinte jemand: „So, jetzt ist aber Feierabend" - Merdensch war es nicht. Er bunkerte noch rechtzeitig einige Gläser Whiskey, die ihm noch locker zwei bis drei Stunden reichen würden. Er wollte nicht aufgeben. Letztendlich saß er irgendwann alleine da. Einige Minuten später stolperte auch er zu ihrem Verschlag des Hotels. Dieser war, zu seinem Glück, im Erdgeschoss gelegen.

Mammalia schlief bereits, wurde aber wach, als Merdensch ganz leise auf spitzen Pfoten in den Verschlag hüpfte. Praktischerweise besaß dieser Verschlag einen Ausgang zur direkt davor liegenden Terrasse. Er rückte sich zwei Stühle zurecht, stellte den Whiskey-Vorrat mit einer Flasche Cola auf den Beistelltisch und hörte den Vögeln zu, die gerade wach wurden. Mammalia schlief aufgrund der gemütlichen Geräuschkulisse wieder ein. Ab und zu nippte er an seinem Glas, machte sich seine Gedanken über das Erlebte und steckte sich eine Zigarre an, welche er extra für diesen Moment besorgte. Für ihn war es ein gelungener Ausklang eines ereignisreichen Tages. An diesem Tag konnten er und Mammalia das Gewesene vergessen. Gegen sieben Uhr in der Frühe, fing es an zu regnen. Gleichzeitig näherte sich unaufhaltsam ein grollendes Gewitter in seine Richtung. Merdensch legte sich in das Bett, deckte sich zu und schnarchte behaglich vor sich hin.

Um halb zehn war die Nacht allerdings schon wieder vorbei. Schließlich hatten sie inklusive Frühstück gebucht, das durfte unter keinen Umständen verschlafen werden. Am Frühstücksbuffet blickten Merdensch und Mammalia in müde Fratzen. So ziemlich jeder konsumierte mehr Alkohol, als ein Schwein vertrug. Es gab das Übliche: Brötchen, Butter, Knollen, eine Auswahl an Trüffeln, erlesenen Insekten und natürlich Larven. Sie saßen an einem Tisch, schnabulierten vor sich hin und machten dank des Restalkoholgehaltes einige Faxen. Erst als sie fertig waren, kamen auch MiMa und MaMo zum Frühstück. Sie machten es sich mit ihren Freunden an einer großen Tafel bequem und grunzten über die Ereignisse des letzten Tages.

Einige Tage und Nächte schlichen gemächlich vorüber. Gegen Ende des Monats rief MiMa Merdensch auf seinem Pföty an. Sie überreichte keine guten Nachrichten. In der Universitätsklinik meinten die Verantwortlichen, Jureb könne jetzt nach Hause gehen, oder wenn er wolle in ein Hospiz, man könne nichts mehr für ihn tun. Erschüttert unterrichtete er seine Sau so schonend wie möglich. Sie fielen sich weinend in die Arme und umklammerten sich mehrere Minuten.
„Er ist doch noch so jung"
„Wie kann Gott es zulassen, dass ein Herdenvater in so jungen Jahren stirbt?",
schrie Mammalia. In ihnen brach ein weiteres Mal eine kleine Welt zusammen. MiMa und MaMo stornierten umgehend ihre bereits gebuchte und bezahlte Hochzeitsreise auf die Pigodiven, ihnen wurden lediglich 20% der Kosten zurückerstattet. Eine Schweinerei, dass in solchen Fällen die Rücktrittversicherung nicht in vollem Umfang greift.

Drei Tage später rief MiMa erneut an und sagte, dass soeben der Priester gerufen wurde. Mammalia's Reaktion war umgehend ein Nervenzusammenbruch. sie fiel rückwärts auf die Couch im Wohnstall. Nachdem Merdensch sich versicherte, dass sie wieder in Ordnung und stabil war, machte er sich auf den Weg nach Schwallendorf um Jureb seine letzte Ehre zu bekunden. In der Klinik sagte Jureb noch zu Merdensch, dass er noch diesen berühmten Pilgerweg schlendern wolle. Merdensch dachte bereits ernsthaft darüber nach ihn zu begleiten, er konnte es ihm aber nicht mehr sagen.

Merdensch betrat Jureb's Wohnstall. Er lag offensichtlich geschwächt und abgemagert in einem Bett, welches er vor drei Tagen extra nach Hause bekommen hatte. Der Pfarrer stand zu seiner rechten Seite, grunzte Zitate aus der Bibel. Neben ihm saß Jureb's Mutter, weinend auf einem Strohballen. Seine Verwandtschaft war gleichfalls um ihn versammelt und betrauerte den wohl kommenden Verlust. Dass er wieder gesund werden würde, dachte in diesem Moment niemand mehr, diese Hoffnung war nun endgültig verloren. Es war ein erschütternder Anblick, seine Ferkel standen mit seiner Sau Frasa auf der linken Seite des Bettes und hielten Jureb's Pfote. Man fühlte, dass Jureb noch alles mitbekommen würde, aber er konnte sich nicht mehr bewegen, war zu schwach. Er öffnete mehrmals unter angestrengtem Stöhnen seine Augen, schloss sie aber auch gleich wieder.

Nach dem das „Vater unser" gemeinsam gesprochen wurde, verließ der Pfarrer, unter Tränen den Stall, verabschiedete sich pfotenschüttelnd und schweigend von Jureb's Angehörigen. Mit ihm gingen alle nach draußen in den Flur, oder in den unten gelegen Hof um sich mit einer Zigarette abzulenken. Noch zitternd von dem Erlebten tat das auch Merdensch, alles war für ihn so unwirklich gewesen. Er musste auch die ganze Zeit an Mammalia denken und hoffte innigst, dass sie nicht dasselbe

Schicksal erleiden müsste. MiMa begleitete ihn nach draußen. Es wurden Gespräche geführt, welche von Fassungslosigkeit geprägt waren. Nun konnte einer nach dem Anderen einzeln zu Jureb, um seine letzten Worte zu ihm sprechen. Noch in der selben Nacht verstarb Jureb in Kreise seines Rudels.

Über einhundert Schweine kamen zur Beerdigung auf den Schwallendorfer Friedhof. Jureb's Kollegenschweine der Polizei waren mit dem Eberschaftsbus angereist. Sie standen in Reihe und Glied vor der Kapelle. Neben zahlreichen Verwandten und Bekannten, wohnten auch sehr viele Mitglieder aus dem Schwallendorfer Haxenballverein, den Jureb sein Leben lang engagiert begleitete, der Beisetzung bei. Während der Andacht standen Merdensch und sein Jungeber ToBo außerhalb der kleinen Gottesscheune, sie wollten sich nicht dazwischen drängeln oder Anderen die Sitzplätze wegnehmen. Da außen Lautsprecher angebracht waren, war es möglich den Worten aufmerksam folgen. Zum Trauerzug reihten sie sich in die Gesellschaft ein und geleiteten Jureb zum Grab. Mammalia sollte nicht dabei sein. Zu sehr war sie noch mit ihrem Krebs beschäftigt und konnte es nicht ertragen, einen guten Freund in seinem Grab zu sehen, der an Ähnlichem erkrankt war.

Letztes Jahr August

Mammalia sah ihre vierte Chemobehandlung vor Augen. Als
sie nur daran dachte, bekam sie Würgereiz sowie heftiges
Sodbrennen. Die Magensäfte pressten sich förmlich durch ihren
Futterkanal in Richtung Freiheit. Ihr Schweinekörper wollte
diese Qualen einfach nicht mehr hinnehmenzeigte es ihr
deutlich an. Als Folge der giftigen Flüssigkeiten wurden bereits
ihre Hufen und verschiedene Speckstellen schwarz. Ihr Blut
ließ sie regelmäßig kontrollieren, danach musste mit Entsetzen
feststellen, dass ihre Leberwerte explodierten. Der geprüfte
Gamma GT Wert war bereits auf über 600 angestiegen, wobei
hier ein Wert unter 40 als normal angesehen wurde. Die Leber
löste sich Stück für Stück auf, Mammalia bekam es mit der
Angst zu tun. Sie spürte abermals, wenn sie der Krebs nicht
tötet, würden es die Chemobehandlungen oder deren
Nebenwirkungen tun. Nach vielem gedanklichen Hin und Her,
hatte sie für sich entschlossen, jetzt ist Schluss! Auf die darauf
folgenden, weiteren 12 Behandlungen wollte sie jetzt völlig
verzichten. Merdensch wusste nicht genau, ob es die richtige
Entscheidung sei, er konnte sich auch nicht direkt in ihre Lage
versetzen. Da er aber die Gefühle seiner Sau kannte, konnte er
ihre Entscheidung nachvollziehen und unterstützte sie, wie auch
immer sie sich entschied. Mammalia hörte von einer damaligen
Jugendsau, die vor einigen Jahren ebenfalls an Zitzenkrebs
erkrankt war, dass diese nur vier Behandlungen verschrieben
bekam. Eine weitere Sau, die sie noch aus ihrer Jugendzeit
kannte, erkrankte an Gebärmutterhalskrebs. Sie verweigerte
sämtliche Therapien. Beide leben immer noch und erfreuen sich

bis heute bester Gesundheit.

Die an die Chemotherapie täglich folgenden Bestrahlungen hielt Mammalia allerdings für sinnvoll, zumindest wurden da keine Chemikalien in ihren Körper gepumpt, obgleich diese Bestrahlungen radioaktiv sind. Diese wollte sie erneut wo anders durchführen lassen, um später keine negativen Erinnerungen an einen bestimmten Ort haben zu müssen, den sie des Öfteren mal besuchte. Sie hatte sich auch schon eine Klinik in Schwassel ausgesucht, wo ebenfalls UrSa bereits behandelt wurde. Diese Klinik war allerdings über 100 Kilometer von Schwallendorf entfernt und Mammalia musste einen Antrag bei ihrer Krankenkasse bezüglich der Fahrtkostenübernahme stellen. „Man höre und staune, die Kosten wurden dafür übernommen", „Ein Hoch auf unser Gesundheitssystem". Merdensch und Mammalia düsten also erstmal nach Schwassel, um vorab mit der behandelten Bestrahlungsexpertin zu grunzen. Diese war ausgesprochen freundlich, die ersten Termine wurden fest eingetragen.

Für ihre täglichen Fahrten nach Schwassel bestellte Mammalia ein Schwallendorfer Taxiunternehmen, was auch eine Zulassung für Krankenfahrten besaß. Da sie in Schwallendorf geworfen wurde, kannte sie die beiden Chefs seit ihrer Schulzeit. Es waren zwei Brüder. Diese wollten es sich nicht nehmen lassen, Mammalia abwechselnd nach Schwassel zu kutschieren. Sie war froh darüber, denn es waren lustige Eber, mit denen sie unterwegs bestimmt viel Spaß haben müsste und die langen Fahrten kurzweilig werden würden. Sie waren von Mammalia's Geschichte entsetzt. Einer der Beiden erzählte ihr, dass seine Ehesau damals zweitausend Schweuro Schmerzensgeld bekam, weil sie nach einer Operation in der Universitätsklinik etwa zwei Wochen gelähmt war. Er wollte ihr bei der nächsten Fahrt die Kontaktdaten eines Anwaltes für Medizinrecht in Schwadeburg mitbringen, der mit über dreißigjähriger Erfahrung diesen Beruf ausübe, sie könne sich ja mal beraten lassen. Davon kommen lassen würde er die Doktoren nicht ohne weiteres.

Mammalia ertrug nun zwei Wochen tägliche Bestrahlung, sie telefonierte wieder mal mit der Sau UrSa. UrSa ging es überhaupt nicht gut. Ihre komplette Lederhaut auf der rechten Seite war bis auf die Schwarte tief verbrannt. Ihr Eber HanSo cremte sie zwar jeden Tag mit der Salbe ein, die ihr die Ärzte in Schwassel mitgegeben hatten, dennoch tat es höllisch weh. Auf Nachfrage, dass sie eine Pause zur Heilung und Regeneration bräuchte, sagten ihr die Bestrahlungsexperten, dass sie weiter machen müsse, weil nur dann die Bestrahlung wirken würde. UrSa konnte aber diese Schmerzen nicht mehr ertragen und ging eine Woche einfach nicht mehr dort hin. Auch Mammalia wollte eine Pause machen. Ihr war es erst mal wichtiger, den Port von der Chemoinfusion wieder raus zu bekommen, dieses Kapitel endgültig abschließen. Eigentlich müsste dieser Port den Rest ihres Lebens drinnen bleiben, so das eindringliche Verlangen der Mediziner. Aber Mammalia wusste, dass sie nie wieder eine Chemobehandlung machen würde. Nach einer Diskussion mit der Bestrahlungsärztin, genehmigte diese ihr ein paar Tage Pause. Mammalia und UrSa kamen sich mittlerweile wie Säue ohne eigenen Willen vor. Man „müsse", man „solle", und man „genehmigte".

Mammalia machte mit Freude einen Termin in der AsKo-Klinik in Schweinstadt. Der Metzger, der den Port bei ihr im Mai einpflanzte, urlaubte in dieser Woche, aber dieser würde die Operation diesmal auch durchführen. Sie war beruhigt. Der Eber, der die nötigen Papiere zur Unterschrift ausfüllte, fragte sie, ob ihr Onkologenschwein Dr. BuDo das auch genehmigt hätte. Mammalia wurde schnippisch „Das kann ich schon selbst entscheiden. Dafür brauche ich keine Genehmigung. Ich bekomme keinen Krebs mehr, dieser Port … das Ding muss raus!", so ihre Antwort. Er war leicht erschrocken, weil er so eine Reaktion nicht kannte. Eigentlich machen die Patienten alles, was ihnen die Ärzte sagten. Allerdings hatte er auch Hochachtung vor so viel Selbstvertrauen und Eigenverantwortung. Anschließend sprach er ihr sogar Mut zu. Der Termin war gemacht.

MiMa kam abends zu Besuch. Sie brachte einen Tee in einer fünfhundert Gramm Tüte mit, welcher aus der Guanabana Frucht gewonnen wurde, die nur im Süden von Borraterra auf Laurasia wächst. Mammalia's Ferkel ToBo erwähnte vor einigen Wochen mal, dass diese Frucht als Saft auch in einer Fastfoot-Scheune angeboten wurde. Es soll angeblich dem Krebs vorsorgen. Merdensch interessierte sich dafür und durchsuchte optimistisch das Internet. Tatsächlich gab es äußerst positive Aussagen, er merkte aber auch, dass diese Versprechen von vielen unterschiedlichen Produkten gemacht werden. In diversen Foren wurde auch erwähnt, dass es sich bei allen nur um Marketingtricks der Hersteller handeln würde, um den Umsatz zu fördern. Da würde nur mit der Hoffnung der Kranken Geld gemacht. „Klar", dachte sich Merdensch, „wenn es wirklich ein Allheilmittel gäbe, sollte das die Pharmaindustrie schon längst für sich entdeckt haben". Seine positiven Erwartungen wurden umgehend wieder gebremst. Es war zermürbend ein geeignetes, heilendes Mittel zu finden, um Mammalia helfen zu können.

Trotz seiner stundenlangen Recherchen fand er nichts, was ihm Hoffnung machte. „Das kann nicht sein, es muss doch etwas geben", grübelte er.

Er traf auf eine Webseite, wo etwas von fünf biologischen Naturgesetzen geschrieben wurde. Es stand ein kostenloses Video zum Anschauen auf der Startseite zur Verfügung. Merdensch legte diese Seite unter seinen Favoriten ab und wollte sich das Video einmal zeitnah in Ruhe ansehen. Zumindest hörte es sich, auf den ersten Blick, hochinteressant an. Es wäre auch keinerlei medizinisches Grundwissen nötig, um zunächst das Grundsätzliche zu verstehen. Da dieses Video etwas über vier Stunden dauerte, musste der Zuschauer nur etwas Zeit mitbringen. Zeit haben heutzutage die wenigsten Schweine, oder zumindest denken sie das. Dabei machen die sich selbst etwas vor. Schweine liegen lieber gelangweilt auf der Couch.

Merdensch saß am nächsten Morgen in seiner guten Küche. Er schenkte sich traditionsgemäß einen Trog Kaffee ein, es war ein neu erworbener Arabica-Mix aus exotischen Kaffeebohnen, den er schon seit längerem probieren wollte. Der war so richtig lecker und er schaute die Packung genauer an, um sich diese Sorte einzuprägen. Beim nächsten Einkauf wollte er nochmal drei Packungen kaufen, als Vorrat. Er zog die abonnierte Tageszeitung bei, begann zu lesen. Plötzlich schoss wieder dieses Video in seinen Kopf und es fiel ihm ein, er könne den Film ja auch auf seinem Pföty ansehen. Gedacht, getan. Dank dieser fortschrittlichen Internet-Cloud, waren alle gespeicherten Favoriten auch dort drauf. Er schaute sich die erste Stunde an, danach wollte dies in Etappen fortsetzen. Es war hochinteressant, was er dort zu sehen bekam.

Zuerst kam ein Beispiel mit einer Katze und einer Maus, die sich über den Weg liefen. Die Katze sah in der Maus einen Nahrungsbrocken, den sie unbedingt zum Überleben haben müsse. Die Maus sah in der Katze eine tödliche Gefahr. Sie rannte augenblicklich weg. Biologisch gesehen machte nun ihre Lunge eine Überfunktion der Lungenbläschen, um ihre Leistung beim Wegrennen zu steigern. Da diese Gefahr aber nur von kurzer Dauer wäre, also bis die Maus ein geeignetes Versteck gefunden hätte, baut der Mäusekörper diese Bläschen ab. Ihre Lunge wäre wieder im „Normalzustand". Die Zeit der Regenerationsphase dauerte dann in etwa so lange, wie die Rennphase. Bei Schweinen sähe das aber anders aus, weil sie schlau sind und denken können. Seit der Beherrschung des Feuers und der Einnahme von abgekochtem, oder gegrilltem Futter, hatte sich das Schweinegehirn viel schneller entwickelt, als dessen biologischer Körper.

„Logisch", kombinierte Merdensch, „schließlich weiß ja jedes Schwein, dass eine Steinzeitwutz in jedem steckt. Das merkt man besonders beim Fressverhalten. Ebenfalls beim Reviergehabe einiger Mitbewohner, sonst gäbe es keine

Kriege". Auch nennen sie sich „Jäger und Gammler". Seit Millionen von Jahren werden immer die Erfahrungen und Prozesse weitervererbt, welche für sein überleben sinnvoll erschienen. „Vor allem steckt in jedem Schwein auch das Tier. Warum sollte das Herden- oder Revierverhalten bei diesen nicht mehr gelten? Nur weil es so was von schlau geworden ist und glaubt alles zu wissen?".

Er schaute weiter.

Angenommen ein Schwein bekäme vom Arzt seines Vertrauens eine tödliche Krebsdiagnose. Sein biologischer Impuls wäre es, wie die Maus wegzurennen, was aber beim Schwein nur in seinem Unterbewusstsein geschieht. Sein Schweinegehirn würde über Tage und Nächte an nichts anderes mehr denken, weil es wisse, dass diese Diagnose den sicheren Tod bedeutete. Das Schwein hätte von nun an kalte Hufen, wäre unruhig, könnte nachts nicht mehr ausreichend Schlaf finden und hätte auch keinen Appetit mehr. Wie bei der Maus würde auch hier die Lunge eine Überfunktion der Lungenbläschen machen, da der Körper unterbewusst gedanklich gesteuert, noch am Rennen sein müsste. Weil das Schwein nun über Wochen, oder sogar Monaten vor diesem Krebs davon laufen möchte, begännen sich nun die Zellen sogar zu teilen, um dem Arbeitsanspruch gerecht werden zu können. Das Schwein merkt davon allerdings nichts. Würde es nun erneut zum Arzt gehen, würde dieser sogar noch einen bösartigen Tumor in der Lunge feststellen und darauf schließen, das dies eine gestreute Metastase des Erstkrebses sein müsse.

„Eigentlich auch irgendwie Bio-logisch", grübelte Merdensch.

Er war von dem Thema gefesselt und musste unbedingt weiter lauschen. Die Zeit, die das Video in Anspruch nahm, war ihm plötzlich gleichgültig.

Nun bekäme das Schwein Wochen später aus irgendeinem Grund Entwarnung, welches nun schlagartig erleichtert wäre, sein Kampf gegen den Krebs wäre vorbei. Es würde jetzt folgendes Geschehen: Die zuvor in der Todesangst zu viel aufgebauten Zellen würden nun tuberkulös wieder abgebaut. Das Schwein hustet geronnenes Blut. Es würde wieder zum Arzt gehen und eventuell chemisch behandelt werden. Die Tuberkel aber, welche stets als etwas Schlimmes angenommen wurden, wären eigentlich nur die notwendigen Heilungshelfer, also die Müllabfuhr des Individuums. Sie heilen eigentlich nur. Allerdings nur bei den Schweinen, welche Tuberkulosebakterien in sich tragen. Hätte man keine, weil diese zum Beispiel medizinisch abgetötet wurden, würde der Tumor verkapselt und bliebe stehen. Diese Tatsache würde das hohe Aufkommen von Tuberkulosefällen bei Flüchtlingen erklären, da sie erfolgreich von einem todbringenden Feind geflohen sind. Eine Infektion läge hier niemals vor. In diesem Fall ginge es speziell um die Lungenbläschen, beziehungsweise die so genannten Alveolen. Erkrankungen anderer Lungenteile hätten eine andere Ursache. Somit auch andere Verläufe. Wichtig wäre, wie das Individuum die Situationen jeweils emotional auffasst. Jedes Schwein tickt bekanntlich anders.

Entdeckt hatte diese Gesetzmäßigkeiten ein Eber, mit dem Namen Dr. med. Mag. theol. RyKo HaMo, bereits Mitte der achtziger Jahre. Er selbst war promovierter Oberarzt einer

Krebsklinik. Zu jener Zeit wurde dessen Ferkel erschossen und er bekam einige Monate später Hodenkrebs. Er überlegte, warum ausgerechnet er Hodenkrebs bekommen hatte und nicht zum Beispiel sein Nachbar. Die Natur sei doch im Prinzip nicht böse, sie verteilt auch nicht wahllos Krankheiten an x-beliebige Schweine. Ihm kam die Idee, dass dieser Erlebnisschock in ihm etwas ausgelöst haben müsste. Er erstellte ein Diagramm, was den Verlauf von Krankheitsprozessen darstellte und fing an, seinen Schockmoment mit anderen Ebern zu vergleichen. Jeder der an Hodenkrebs erkrankt war, hatte ähnlich dramatische Streit- Sorge- Erfahrungen mit einem Ferkel. Egal ob es sich um sein eigenes Ferkel handelte, oder um ein Jungschwein, zu welchem dieser eine besondere Beziehung hatte oder als solches assoziierte. Ausschlaggebend war aber immer das emotionale Empfinden des Ebers, im Moment des Schock-Ereignisses. Es spiele eine große Rolle, ob derjenige auf der falschen Pfote erwischte wurde, sich mit dem Problem als isoliert ansah, sowie es als hoch akut dramatisch empfunden wurde.

Mammalia's Oma quiekte früher immer: „Du kannst alt werden wie ein Schwein. Du lernst nie aus". Merdensch's Reden.

Im Laufe der Zeit hatte Dr. HaMo bei über siebenhundert Schweinen geforscht. Bei jedem stimmte die These der Gesetzmäßigkeit zu einhundert Prozent. Das Leben, als auch die Erfahrungen eines jeden Schweines, ist so vielseitig wie jede einzelne Erkrankung, musste er feststellen. Das Resultat: Die Psyche, beziehungsweise das Unterbewusstsein, in gleichzeitigem Zusammenspiel mit Gehirn und Organ ist es, was die Schweine krank macht. Natürlich abgesehen von äußeren Einflüssen, wie zum Beispiel Gifte oder Parasiten.

Merdensch war überrascht und gleichermaßen erschrocken. Er dachte wieder nach: „Wenn ich mich an einem Glas schneide fängt es an zu bluten. Da reagiert mein Körper sofort. Er geht automatisch in Heilung, weil er die Ursache, beziehungsweise den Konflikt, aufgrund von Erfahrungen aus Millionen von Jahren kennt. Die Schwarte verkrustet und ist eine Weile später wieder heile. Warum sollte sein Körper dann nicht auch auf Erlebnisse reagieren, die psychisch belasten?". Jeder kennt dieses unschöne Gefühl im Bauch, wenn eine unangenehme Situation vor einem liegt, oder wenn Stress Kopfschmerzen verursacht. Die Sache hierbei wäre nur, dass der Körper erst in Heilung gehen würde, wenn der Konflikt gelöst ist. Die Krankheitssymptome sind wiederum abhängig vom jeweiligen Keimblatt. Jedes der drei Keimblätter im Gehirn steuert eine andere Organgruppe und das führt demnach zu unterschiedlichen Krankheitsverläufen. Klingt erst mal kompliziert. Wenn ein Schwein sich aber eine Weile damit beschäftigen würde, wäre es recht einfach zu verstehen und entsprechend zuzuordnen.

Merdensch kannte in seinem Umfeld auch drei Schweine, welche vom Hodenkrebs befallen wurden. Es stimmte, bei jedem gab es mindestens ein paar Monate vorher, bis zu einem halben Jahr, passende Vorfälle. Bei Zweien waren jeweils die Ferkel im Krankenhaus gewesen. Bei einem guten Freund seines Vaters, dessen Ferkel war drogenabhängig und musste in eine Entzugsscheune. Es hatte auch einige Zeit gedauert, bis dieses Problem bei ihnen endlich gelöst war. Es lag aber immer ein Streit- Sorge Konflikt vor. Biologisch gesehen käme es hier zu Hodenkrebs, weil der Eberkörper im Hoden eine Überproduktion von Samen macht. Das Individuum folgt unterbewusst der Natur, also der Arterhaltung. Es denkt, es müssen mehr Samen produziert werden, um schneller für erneute Würfe zu sorgen. Es entstand in der Heilung, beim bakteriellen Abbau der zu viel produzierten Zellen eine Raumforderung im Hoden, was der Schulmediziner als Krebs diagnostizieren würde. Verrückt, was?

Kernaussage des Videos:
„Glauben sie uns nichts, sondern testen sie es bei sich selbst". Eine klare Aussage, was Merdensch gleich versuchen musste. Zuvor rannte er zu seiner Sau Mammalia und berichtete ihr über seine neuen, unglaublichen Erkenntnisse. Sie hörte zwar interessiert zu, wollte aber irgendwie nichts von Krankheiten wissen. Schließlich hatte sie als Arzthelfersau auch eine andere Sicht darauf. In ihr herrschte noch das in den letzten Jahrzehnten erlernte Bild eines Kampfes, der im Körper stattfinden würde. Zerstörung und Krieg. Im Fernsehen wurde es auch nie anders erklärt. Immerhin investiert die Pharmaindustrie beinahe 75% der Umsätze in ihr Marketing-System, damit dieses Bild auch in den Köpfen der Schweine so bliebe. Es kam Merdensch so vor, als würde keine andere Meinung zugelassen und andere Meinungen sogar aggressiv bekämpft. Zum Glück war Mammalia eher der Homöopathie zugänglich. Sie griff nur im absoluten Notfall zur Chemie. Er war da etwas anders. Er rannte immer zum Arzt, ließ sich das Heilmittel per Medikamente verschreiben und nahm diese nach Vorschrift, ohne darüber nachzudenken. Bei Mammalia

bedeutete es diesmal also, die biologische Sache mit Pfotenspitzengefühl zu vermitteln. Ertrinkenden kann man das Schwimmen nur sehr schwer beibringen.

Merdensch wagte sich an seine ersten kleine Krankheit ran, die ein Mediziner als chronisch deuten würde. Er hatte Schleimfäden in den Augen, sowie seit Jahren eine komische Knubbelbildung hinter seinen Schweineohren, welche Mammalia in unregelmäßigen Abständen bei ihm ausdrückte. Sie meinte, es wären vermutlich Talgreste, die sich wohl nach dem Duschen dort bilden könnten. Logisch überlegt, müsste das dann jeder haben, der regelmäßig duschen geht. Ohne erstmal keine große Ahnung der 5 biologischen Naturgesetzen zu haben, passte er auf, was seine Augen und Schweineohren, den ganzen Tag machten. Er merkte, dass sein linkes Auge, immer während seiner Programmierarbeiten, leicht tränte. Die Knubbel hinter beiden Ohren wurden mal mehr, mal weniger dick. Merdensch war am Werkeln, während einer kniffligen Codierungs-Aufgabe hatte es hinter seinem Ohr kurz gestochen. Da er auf seinen Körper achtete, schloss er daraus, dass es demnach nur an seiner Arbeit liegen konnte. Augen und Ohren sind Witterungsorgane. Er dachte, dass er unterbewusst überall Gefahr wittert, demnach danach Ausschau halten würde. Beim Programmieren, testen, sowie nach dem anschließenden Hochladen auf den Server, erschrak er ab und zu, wenn mal was nicht so funktionierte, wie es eigentlich sollte. Er trichterte sich einige Tage lang bewusst ein, dass diese Reaktion von ihm nicht mehr notwendig sei, da er schließlich arbeiten muss und das auch nicht als Jagd zu bezeichnen wäre. In Gedanken sah er sich immer am Computer sitzen, sprach fast stündlich mit seinem Spiegelbild, um diese Angst innerlich abzubauen. Er versuchte es sehr intensiv, sich das klar zu machen.

Komischerweise gingen die Knubbel hinter seinen Schweineohren innerhalb von einigen Tagen weg, bis heute. Das hatte wohl funktioniert. Merdensch war überrascht und gleichzeitig ein wenig verdutzt.

„Wie kann das sein?"
„Wo sind die Knubbel hin?"
„Stimmt das etwa, was die 5bn aussagen?"

Sein Auge wollte das nicht so ganz mitmachen. Die Fäden wurden zwar wesentlich kürzer, waren aber noch zeitweise da. Vielleicht hatte er da noch nicht den expliziten Grund gefunden, oder es gab mehrere. Weil die Ursache ganz genau gefunden werden musste, um das seinem Unterbewusstsein bewusst klar machen zu können. Vieles mache der Körper, was ein Schwein nicht beeinflussen könnte. Erlerntes oder anerzogenes lässt sich auf alle Fälle manipulieren. Dennoch war Merdensch absolut begeistert. Er berichtete erneut Mammalia von seinem Erfolg, ließ sie hinter seine Schweineohren blicken und erzählte ihr, was er zwischenzeitlich alles so gelernt hätte, im Bezug auf die biologischen Reaktionen eines Schweines. Er erwähnte, dass man seinen Schweinekörper trainieren und im Hinblick auf Krankheiten sein Weltbild umstellen muss. Ein Borstentier kann ja auch nicht von heute auf morgen mit fünf Bällen jonglieren, wenn es das möchte. Da heißt es immer wieder üben üben üben.

Merdensch trank täglich am Nachmittag zwei Tröge
Cappuccino, der bei ihm anschließend ein unangenehmes
Sodbrennen auslöste. Es war so eine fertige Pulvermischung,
welche einfach nur mit heißem Wasser übergossen, Milch dazu
gekippt und ordentlich umgerührt werden musste. Das
Sodbrennen war zwar erträglich, aber sehr lästig. Inwiefern dort
ein Schockmoment war, erkannte er nicht. Aber sein Magen
musste schon immer viel mitmachen, von daher war da
garantiert mal etwas, oder es war eine ganz normale natürliche
Reaktion. Dennoch trank er diesen Cappuccino weiterhin, weil
er ihm einfach zu gut schmeckte. „Na ja", dachte er, „dann
versuche ich jetzt mal, das meinem inneren Schweinehund
abzugewöhnen". Als das Sodbrennen wieder auftrat, sagte er zu
sich: „Ey, den Cappuccino kennst du doch, brauchst nicht mehr
zu brennen". Er sah in Gedanken die Packung, sowie den Trog
vor sich, fühlte den Geschmack und prägte sich ein, auf was er
genau kein Sodbrennen mehr machen sollte. Das tat er zwei
Tage lang, mehrfach. Plötzlich hatte er im Anschluss kein
Brennen mehr, als er diesen Cappuccino getrunken hatte,
ebenfalls bis heute. Irgendwie eine Kleinigkeit, aber Wahnsinn.
Das funktionierte auch bei Anderem.

Merdensch's Hinweis: „So einfach wie es sich jetzt anhört ist
das jedoch nicht. Diverse Kleinigkeiten lassen sich korrigieren.
Vor allem die, an die sich ein Schwein noch erinnert. Viele
Symptome kommen noch aus dem Frischlings-,
beziehungsweise dem Ferkelalter, oder sind sogar Erlebnisse
während der Tragezeit, wo kein Schwein drauf kommen kann.
Die Gene der Urahnen machen sich ebenfalls bemerkbar. Die 5
biologischen Naturgesetze sind dennoch Gold wert, wenn es

um den vorhersehbaren Verlauf einer Krankheit geht. Es lässt sich ganz genau bestimmen, wie die Therapie gestaltet sein muss, als auch inwieweit eine Operation oder Medikation erforderlich wird. Hier wird allerdings nicht mehr von Krankheiten gesprochen, sondern von sinnvoll biologischen Sonderprogrammen (SBS). Diese laufen immer nach Gesetz, nach klaren und vordefinierten Mustern ab. Wenn das betroffene Gewebe bekannt ist, lässt sich vorhersagen, wie lange das Sonderprogramm oder auch Krankheit, mit der dazugehörigen Phase dauert. Problem ist, dass ein Zellaufbau oder Zellabbau mit Schmerzen verbunden ist, je nach betroffenem Organ. Die Mehrzahl aller Schweine gehen in dieser Schmerzphase dann zum Arzt, der mit Medikamenten zwar die Symptome beseitigt, aber nicht nach der Ursache fragt. In vielen Fällen wird durch die Verschreibung von Chemie sogar die körpereigene Heilung komplett gestoppt und die auf den Beipackzettel stehenden Nebenwirkungen könnten einsetzen, oder die Beschwerden kommen immer wieder, oder werden immer schlimmer".

Als wissbegieriger Eber lernte Merdensch die ersten drei der fünf biologischen Naturgesetze, wobei ihn in erster Linie die ganz großen, angeblich todbringenden, Krankheiten interessierten. Diese waren für ihn die Ausschlaggebenden, um sich und vor allem seiner Mammalia zu helfen. Er hatte ein langes Gegrunze mit Mammalia und er erlernte diese Gesetze aufgrund ihres Tumors, was eigentlich eine Raumforderung in einer ihrer Zitzen-Milchdrüsen war. Ihr Körper befand sich in der Heilungsreparatur. Zuerst fand er heraus, welches Keimblatt dafür verantwortlich war. Die Zuordnung fand er im dritten bN.

Mammalia's Zitzenkrebs
Drittes biologische Naturgesetz:

Da es die Zitzen-Milchdrüsen betraf war schnell das Alt-Mesoderm, also das Kleinhirn, als zuständiges Keimblatt ausgemacht. Es ist eines der zwei mittleren, der drei Keimblätter des Gehirns. Der biologische Konfliktinhalt wäre, sich um ein geliebtes Geschöpf sehr zu sorgen; oder um sein Leben besorgt zu sein. Erfahrungsgemäß würden Säue gleichermaßen für jemanden empfinden, wenn sie sich heftig streiten. Daher wird der Konfliktinhalt der Milchdrüsen „Sorge / Streit" genannt. Ein wichtiger Aspekt, den man auch nicht aus dem Auge verlieren sollte, wäre die Sorge um den biologischen Stall. Hierbei spielt auch die Pfötigkeit eine große Rolle. Bei Säuen, welche Rechtspföter sind, steht die linke Seite für „Streit/Sorge mit einem Ferkel" und die rechte Seite für „Streit/Sorge mit Partner". Bei Linkspföter wäre das genau umgekehrt. Wobei ein Partner ebenso ein Tier oder sogar ein Auto und so weiter ... sein kann. Ist am Ende eine Schweinebank auch ein Partner? Die Milchdrüsen sind biologisch dafür da, um das Ferkel bei Krankheit besser versorgen zu können, oder dem Partner bzw. der Familie zu signalisieren, dass sie dennoch feines Leckerchen hat. Verstehe da einer die Natur.

Mammalia's Zitzenkrebs
Erstes biologische Naturgesetz:

Zuerst müsste sie einen Konfliktschock erlitten haben. Ja, das hatte sie Ende Februar. Sie hatte aufgrund von diversen Umständen, die sie hier nicht näher beschreiben wollte, finanziellen Ärger bekommen. Die letzte Rettung wäre ein Kredit gewesen und sie hatte fest mit einer Zusage gerechnet, welcher ihr aber von allen Seiten abgelehnt wurde. Aber bitte nicht falsch verstehen. Mammalia pfeift gewissermaßen auf übermäßigen Luxus. Das Nötigste für sich selbst war gut genug. Geld brauchte sie zum größten Teil dazu, um primär immer wieder einem Ihrer Ferkel aus der Patsche zu helfen. Ob von Seiten des Wurfes, irgendwann einmal Dankbarkeit zu ernten ist, bleibt abzuwarten und wird sich zeigen.

Dr. HaMo bezeichnet diesen Schock als DHS (DiKo-HaMo-Syndrom, in Gedenken an sein erschossenes Eberferkel). Der Schock müsse drei Kriterien erfüllen, um ein Sonderprogramm auszulösen.
1. Ist sie auf der falschen Pfote erwischt worden? Ja
2. Hatte sie die Situation als isoliert empfunden? Ja.
3. Hatte sie die Situation als hoch akut dramatisch angesehen? Ja.

In diesem Moment, als sie die Absage bekam, sah sie auch keine weitere Chance, sich finanziell zu erholen. Sie dachte daran, mit Merdensch Streit zu haben und ihn zu verlieren. Weiterhin sah sie sich nicht mehr in der Lage, ihre Rotte künftig ausreichend ernähren zu können. Solche oder ähnliche Gedanken sind in ihrem Unterbewusstsein eingebrannt, aufgrund ihrer individuellen Lebenserfahrungen. Eine andere Sau hätte vielleicht ein anderes Sonderprogramm gestartet, andere Geschöpfe möglicherweise garkeins. Jedes Schwein hat nun mal seine eigenen persönlichen Empfindungen.

Mammalia's Zitzenkrebs

Zweites biologische Naturgesetz:

Es startete der Konfliktverlauf, oder auch die konfliktaktive Phase (auch CA genannt), in dem die Brust mehr Milch produziert. Die Zellen teilten und vermehrten sich. Sie hatte ihre Ängste und Sorgen fast acht Monate mit sich herumgeschleppt, mit keinem darüber geredet, bis Ende Oktober ihr vorprogrammierter finanzieller Kollaps kam. Sie beichtete Merdensch unter Tränen ihre Lage und er nahm das Problem in die Pfoten. Ab diesem Moment hatte sie ihren Konflikt gelöst (auch CL genannt). Merdensch empfand die Situation als nicht so schlimm, schließlich kannte er sich damit aus, keine Schweuronen zu haben, in Finanznöten zu stecken. Kurz nach seiner Volljährigkeit, hatte er auch bösartige finanzielle Schwierigkeiten, wobei sein Vater AfLo ihn schnell aus der misslichen Lage befreite. Mehrere Schockmomente hatte Merdensch zwar deswegen gehabt, diese haben aber keine Krankheit ausgelöst, da sah er es kommen und wurde damit nicht auf dem falschen Fuß erwischt. Es fehlte demnach einer der auslösenden Faktoren.

Merdensch's nächster Hinweis: „Die Laufzeitlänge der Konfliktaktivität ist ausschlaggebend für das Bestimmen der anschließenden Laufzeit der Heilungs- oder Reparaturphase, da diese genau so lange dauert, wie die Konfliktaktivität. Anzumerken wäre noch, dass die Lymphdrüsen bei dieser Art Zitzenkrebs mitarbeiten. Dort werden ebenfalls Zellen auf- und wieder abgebaut, es geht folgedessen auch eine Raumforderung einher. Das folgende Diagramm zeigt den zeitlichen Verlauf eines Alt-Mesoderm Sonderprogramms mit Raumforderung. Es ist lediglich eine grob skizzierte Darstellung":

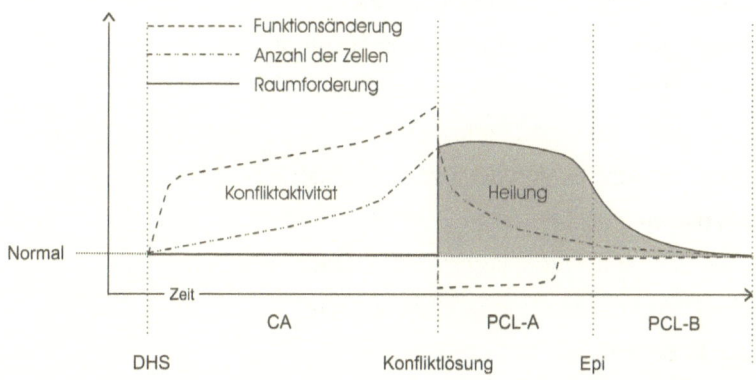

In der Heilungsphase A (PCL-A), welche maximal drei Wochen der Konfliktaktivitätszeit entspricht, fand bei Mammalia die Funktionsnormalisierung mit dem Abbau der überschüssigen Zellen statt, beziehungsweise die Raumforderung startete, bedingt durch die Schwellung in ihren Milchdrüsen. In der Mitte der Heilungsphase gab es eine so genannte Epi-Krise, in welcher sie ihren Konflikt nochmals im Zeitraffer durchlebte. Dies ging bei ihr mit Müdigkeit als auch Panikattacken einher. Hier treten in den meisten Fällen auch erkennbare Schmerzen ein. Das war der Moment, als Mammalia sich Mitte Februar letzten Jahres, in der Universitätsklinik Schwadeburg untersuchen und von den dortigen Fachärzten dringendst empfohlen, operieren lies. Gefolgt wäre eigentlich im Anschluss die Heilungsphase B (PCL-B), auch „Vernarbungsphase" oder „Verkäsungsphase". Am Ende des Prozesses wären in der betroffenen Zitzen-Milchdrüse nur

kleine, harmlose, ungefährliche Kalkrückstände zurück
geblieben.

„Hätten Merdensch und Mammalia diese 5bn ein paar Jahre
früher gekannt, dann hätte diese Tortur, inklusive den
Chemotherapien, gar nicht sein müssen?".
„Könnten Jureb und zigtausend andere Schweine noch leben?".
„Warum wird es von der Pharmaindustrie und der Politik nicht
anerkannt?".
„Wer verhindert die Verbreitung dieser Erkenntnis?".
„Wer hat hier den finanziellen Nutzen?".
„Geht es wirklich nur um das Geld?".
Merdensch denkt „Ja". Er überlegt weiter, wer alles von den
Krankheiten der Schweine lebt. Ein Multimilliarden
Schweuronen Geschäft mit hunderttausenden von
Arbeitsplätzen. Ein ganzer Wirtschaftssektor, wenn nicht sogar
der Größte, wäre betroffen. Pharmaindustrie, Ärzte,
Krankenhäuser, Apotheken, und die ganzen Forschungen.
Taxifahrer, welche die Kranken ständig in die Kliniken
transportieren. Sogar der Bäcker, der die Besucher im
Krankenhaus mit Kaffee und Fressen versorgt. Wahnsinn!

Merdensch's letzter Hinweis: „Mittlerweile haben Dr. HaMo,
sowie hunderte von Medizinern und Heilpraktikern, seine
Entdeckungen analysiert. Sie fanden zu jeder Krankheit, vor
allem jene deren Auslöser niemand kennt, eine biologische
Ursache. Weil die Anatomie von Schweinen aber so komplex
vielseitig ist, muss immer weiter decodiert werden. Die 5
biologischen Naturgesetze dürften keinesfalls als Empfehlung
für eine Therapie angesehen werden, sie sollten eher dafür

stehen, dass jedes Schwein mehr Selbstverantwortung für sich übernimmt Oder eventuell seine Weltanschauung darauf hin anpasst, so wenig Konflikte wie möglich entstehen zu lassen. Natürlich unvermeidbare Konflikte zu erkennen, deren Verlauf so weit wie möglich selbst zu analysieren und selbstverständlich schnellstmöglich zu lösen. Vor allem sollte jedes Schwein mit einem Vertrauensschwein über seinen Konflikt grunzen, grunzen und nochmals grunzen. Bekanntermaßen ist geteiltes Leid, halbes Leid".

MiMa und MaMo waren wieder mal zu Besuch. Sie kamen fast jede zweite Woche vorbei um nach dem Rechten zu sehen, oder einfach über das zwischenzeitliche Geschehen zu grunzen. Mammalia fand das immer toll und freute sich riesig, ihr Ferkel mit dessen Schwiegereber zu sehen. Diesmal hatten sie auch etwas positiv Schönes zu berichten. MiMa war endlich trächtig, bereits in der dritten Woche. Mammalia freute sich so dermaßen über diese Nachricht, dass sie wieder einmal in Tränen ausbrach. So wie Mütter nun mal sind, gab sie ihr gleich ein paar Ratschläge mit auf den Weg, damit sie die Tragzeit auch als etwas Schönes erleben würde. Merdensch freute sich natürlich ebenso für die Beiden und gab seinen unqualifizierten Senf dazu, der zur Heiterkeit beigetragen hat. Es war MiMa's sehnlichster Wunsch gewesen, ein Babyferkel zu bekommen. Jetzt konnten sie endlich eine eigene kleine Herde werden. Als beide wieder auf dem Heimweg waren, meinte Mammalia zu Merdensch „Hoffentlich geht das gut". MiMa und MaMo hatten auch eine schwere Zeit hinter sich. Nicht jede Trächtige kann in ihrem Hochzeitsjahr behaupten, dass ihre Mutter an Krebs erkrankte und der Schwiegervater wegen eines Tumors gestorben war.

Letztes Jahr September

Mammalia sollte noch einige Tage zur Bestrahlung kommen. Sie wurde abwechselnd mit dem Taxi, mal von dem Einen der Brüder, dann von dem Anderen gefahren. Auf ihrer Fahrt, die jeweils eine Stunde pro Weg dauerte, hatten sie jede Menge Zeit sich zu unterhalten. Sie bekam die Anschrift und Telefonnummer des Anwaltes, der sich damals schon erfolgreich um die Angelegenheit der Ehesau des einen Taxichauffeurs kümmerte, um dort unverbindlich anzufragen. Die erste Beratungsstunde wäre kostenlos, da der Anwalt erst mal prüfen würde, ob Aussichten auf Erfolg bestünden. Zusätzlich reichte Mammalia auch zwischenzeitlich die Invalidenrente ein, da sie sich bedingt durch die Schmerzen auf der veroperierten rechten Seite, nur noch eingeschränkt bewegen konnte. Das von mehreren Medizinern diagnostizierte Fatigue-Syndrom tat sein übriges. Das Fatigue-Syndrom bezeichnet man in der modernen Medizin als ein Gefühl von anhaltender Müdigkeit, Erschöpfung und Antriebslosigkeit.

Mammalia machte einen Termin bei diesem Fachanwalt für Medizinrecht. Sein Büro in der Schwadeburger Innenstadt war beeindruckend groß. Ein eigener Aufzug brachte die Klienten direkt in den überdimensionalen Empfangsbereich, wo sie freundliche Schweine umgehend begrüßten. Merdensch und Mammalia wurden in sein riesiges Büro geführt, der das Recht einfordernde Eber saß an seinem Schreibtisch, ließ das Diktiergerät schon mal warm laufen. Er bat zwei weitere Mitarbeitersäue zu sich, welche während des einstündigen

Meetings diverse Paragrafen raussuchten, sowie in Kostentabellen bereits den Streitwert ermittelten. Mammalia brachte ihr Anliegen detailliert vor, der Rechtsbeistand hatte ihr sofort geraten, eine Klage anzustreben. So eine Geschichte hörte er nur selten in seiner Kanzlei. Er war in diesem Bereich schon seit seinem Wurf tätig und wusste, von was er redete. Er schrieb bereits jede Menge Abhandlungen über diverse Fälle, welche er schon in Fachzeitschriften veröffentlichte. Weiterhin wolle er eine Verbindung zur Presse und einigen Fernsehsendern herstellen, weil er damit in der Vergangenheit schon des Öfteren, viel Druck auf die Universitätsklinik Schwadeburg aufbaute. Er meinte, dass er dort nie hingehen dürfe, er würde die Klinik nicht mehr lebend verlassen und grinste breit über beide Schweinebacken. Es könne allerdings mehr als zwei Jahren dauern, bis hier ein Urteil vorliegen würde. Es wäre ebenfalls möglich, dass die Gegenpartei einen Vergleich anbietet, damit solche Fälle nicht in den Statistiken auftauchen. Das war Mammalia egal. Sie gab ihm den Auftrag, sie zu vertreten. Auf dem Weg nach Hause sprach Mammalia davon, auch anderen betroffenen Säuen Mut machen zu wollen, damit diese in den Kliniken nicht als Nummer, sondern als Schweine behandelt werden.

Weil Merdensch nun beinahe täglich Mammalia über seine neuen Erkenntnisse, auch über die Gespräche und Erfahrungen aus diversen 5bn Gruppen oder Foren berichtete, war sie mittlerweile ins Grübeln gekommen. Sie achtete nun vermehrt auf ihren Körper, wie dieser auf gewisse Erlebnisse reagierte. Sie war auch für Merdensch ein geeignetes Versuchsobjekt, da sie äußerst empathisch ist und in ihrem Leben einige unangenehme Erfahrungen machen musste, so wie sie es auffasste. Demnach hatte sie eine Menge chronische Erkrankungen, nichts ernsthaftes, aber sie waren da. Merdensch recherchierte detektivisch weiter. Bei jedem „Fall" passten die Sonderprogramme zu einem eventuellen Schockerlebnis des jeweiligen Schweins. Herpes, Heuschnupfen, Neurodermitis, Gallensteine, Krampfadern, Magenschleimhautentzündung, Blinddarm, um nur einige der erforschten Erkrankungen zu nennen. Er hätte nie gedachte, dass er sich einmal mit so etwas beschäftigen würde, es wurde ein richtiges Hobby, es machte ihm Spaß. Ihn hatten Krankheiten nie so richtig interessiert, schon gar nicht dass man diese auch selbst stoppen muss. Er ist ja immer artig zum Arzt gegangen, so wie es sich gehört, fremd bestimmen lassen. Merdensch fragte Mammalia, ob er jetzt Esoteriker geworden sei, sie antwortete mit „Eigentlich schon". „Wobei es doch nur reine Biologie ist, und nichts Übersinnliches.", entgegnete er.

In seiner neu entwickelten Euphorie dachte er, dass eigentlich jeder in seinem Herdenumfeld, der ihm wichtig war, über die biologischen Reaktionen des Körpers Bescheid wissen müsste. Damit sich alle rechtzeitig schützen können, falls etwas Ernsthaftes eintreten würde. Als MiMa und MaMo sie eines abends besuchten, versuchte Merdensch, ihnen die 5bn näher zu bringen. Sie hörten zwar interessiert zu, er ist sich aber sicher, dass sie auf dem Nachhauseweg darüber sprachen, dass Merdensch nun völlig durchgeknallt wäre. Sie dachten bestimmt „Na ja, Hauptsache es wird Mammalia in ihrer Situation helfen." Sicher, er war ziemlich aufgedreht, weil das im Moment sein Hauptthema war. Er überschlug sich ebenfalls des Öfteren beim Reden, da sein Gehirn schneller war, als sein Mund das Wissen rausdrücken konnte. Er sendete MaMo den Link zum Video via Pföty, in der Hoffnung, er würde sich mal damit befassen, weil sie noch so jung sind und ein gesundes Leben damit besser planen könnten. Besonders im Hinblick auf das erwartete Babyferkel. Er schickte das Video auch anderen Schweinen und wollte damit wohl die Welt retten. Schließlich war er kein Spinner, auch kein Esoteriker, sondern ein logisch denkender Eber, der etwas Großem auf der Spur war. Auch sein Vater AfLo und seine Schwester CoNa erhielten den Link des Videos. Als er nach zwei Wochen nachfragte, hatte sich niemand das Video angeschaut. Merdensch war ziemlich enttäuscht.

„Wird immer nur den Studierten geglaubt?"
„Warum interessiert das keinen?"
„Jeder ist doch um seine Gesundheit besorgt, oder nicht?"

Einige schworen auf die Erkenntnisse der Ärzte, welche sich, in Merdensch's Augen, in einer Sackgasse befänden. Schließlich wusste kein Mediziner, woher eine Krankheit wie zum Beispiel Krebs kam. Die 5bn können das logisch detailliert mit Verlauf erklären. Weiterführend noch anhand von tausenden Fallbeispielen beweisen. Es wurden sogar Argumente gegeben, die dagegen sprechen sollten, ohne dass sich derjenige überhaupt nur eine Minute mit der Materie beschäftigt hatte. „Echt komisch diese Schweine", dachte sich Merdensch mit tiefster Enttäuschung, „Wenn die meinen, dass in ihrem Körper ein ständiger Krieg herrsche und nicht biologisch agiert wird, dann müssen die vielleicht sterben, sollte es wirklich einmal hart auf hart kommen".

Es gab erfreulicherweise auch positive Reaktionen. Merdensch erntete Zustimmung von einigen Schweinen, mit denen er redete. Meist waren es welche, die ebenfalls ihre Erfahrungen mit den „großen" Krankheiten, im Besonderen mit dessen Behandlungsmethoden, machten. Da wäre als Beispiel, ein Freund aus seinem Dorf. Dieser hatte einen Darmkrebs diagnostiziert bekommen und sollte innerhalb von drei Tagen zur Operation, sowie anschließender Chemobehandlung antanzen, sonst würde er sterben müssen, hieß es von den Ärzten. Zum Glück bekam er rundum Symptome einer Schweinegrippe, sodass er sich erst drei Wochen später in der Universitätsklinik Schwadeburg einfand. Bei den nochmaligen Voruntersuchungen wurde kein Tumor mehr festgestellt. Sein Krebs war urplötzlich weg. Er betonte die biologischen Vorgänge eines Körpers bei schweinischen Gedanken, was streng genommen als Krankheitsbild zu sehen wäre. Oder der Schwager von Jureb erzählte ihm von seiner Herzkatheteruntersuchung, weil irgendwelche Pumpenwerte nicht der Norm entsprachen. Während der Untersuchung meinte der Chirurg: „Ihr Herz hat bereits selbsttätig einen Bypass gelegt, den ich nicht besser hätte legen können". Zu seinem Glück war er nicht zwei bis drei Wochen eher dort.

Letztens konnte jeder in der öffentlichen Schweinepresse lesen, es gäbe seit einigen Jahren eine Mindestmengenregelung für Kliniken. Initiator wären die Krankenkassen Demnach dürften nur bestimmte, hochspezialisierte Leistungen durchgeführt werden, wenn eine gewisse Anzahl pro Jahr mindestens erzielt wird. Angeblich um eine, nur von Fachpersonal geführte Versorgung zu sichern, sogar für die ländlichen Randgebiete. Ein Regulierungselement zur Qualitätssicherung,, überleben dank Innovation. Laut Zeitungsbericht bedeutet es für die Universitätsklinik in Schwadeburg: Jährlich zehn Bauchspeicheldrüsenkrebse. „Blöd nur, wenn jemand im November zur Vorsorgeuntersuchung trabt, sollte es im Speckbereich etwas geziept haben und in jenem Jahr erst acht Behandlungen durchgeführt wurden", überlegte Merdensch.

Merdensch wollte nun mal die Gesetze der Natur anhand seines Herzinfarktes überprüfen, den er vor einigen Jahren erlitt. Genau genommen wird alles als Herzinfarkt bezeichnet, was mit dem Herz zu tun hat, was allerdings falsch ist. Seltsam, ihm wurde ganz flau im Magen, als es um seine eigene Unpässlichkeit ging. Ihn plagten damals eine Nacht lang beidseitig heftige Schmerzen im Hals und Brustbereich, sodass er sich bei jeder Schmerzattacke die Kleidung vom Leib reißen musste. Merdensch und Mammalia bangten um sein Leben, es wurde der Notarzt gerufen. Wie es ohne Notarzt weiter gegangen wäre, konnte er nicht sagen. Obwohl er die Antwort, warum es so weit kam, eigentlich schon kannte, wurde ihm plötzlich alles bewusst. Merdensch überprüfte die Ursachen, den Zeitverlauf als auch die Intensität seiner damaligen Konfliktmasse. Die war nicht sehr hoch, auch die Laufzeit war mit etwa vier Monaten recht gering. Irgendwie packte ihn die Erkenntnis, dass auch hier wieder die 5bn zu 100% im Recht waren. Er erinnert sich noch genau an den erlösenden „Gott sei Dank" - Moment, als das Nötigste auf der Webseite wieder am Laufen war. Das musste seine Konfliktlösung gewesen sein. Er brach in Tränen aus und grunzte vor sich hin, als just in diesem Moment Mammalia in das Büro kam und ihn umgehend in die Pfoten nahm. Zukünftig würde er immer seine persönlichen biologischen Abläufe beobachten, wie er auf was reagiert.

Zwei Wochen harte Überzeugungsarbeit musste Merdensch leisten, um endlich seinen Vater AfLo und seine Schwester CoNa dazu zu bringen, sich das Video anzuschauen. Der Trick war, sie sollten zumindest die erste halbe Stunde ansehen, wenn es für sie absoluter Blödsinn sei, brauchten sie nicht weiter schauen. Merdensch kannte das 5bn System mittlerweile schon recht gut, aber es war immer sehr anstrengend für ihn gewesen, das Prinzip jedem im Detail erklären zu müssen. Das Video zu sichten war einfacher, damit jemand im Groben schon einmal wusste, um was es genau geht. Seine Schwester CoNa war schon mal etwas überzeugt. Sie interessierte sich ab diesem Zeitpunkt eher für die Vorgänge in ihrem Körper, ihr Eber hielt dies allerdings für Quatsch. Seinen Vater konnte er nicht so leicht begeistern, aber immerhin Stück für Stück die biologische Betrachtung des Schweinekörpers, etwas näher bringen. Leider war er im Laufe seiner Lebensjahre zum Opfer der gängigen Fehlinformationen geworden, sodass er bei vielem ein anderes Weltbild im Kopf hatte, welches man ihm nicht mehr rausprügeln könnte. Zumindest besaß Merdensch nun endlich geeignete Gesprächspartner zum Fachsimpeln oder das Erlernte einfach nur zu wiederholen.

Merdensch grunzte mit ihnen über das Problem, dass es keinen richtig interessiert, was da herausgefunden wurde. Sein Vater AfLo meinte, dass Schweine einfach nur geholfen werden wolle, wenn sie krank sind. Da interessiere es wirklich niemanden, wo die Krankheit eigentlich herkommt. Das mag sein, aber wenn jemand das Prinzip der 5bn kennt, käme es erst garnicht zu einer härteren Krankheit, oder falls doch, weiß man dann den Ablauf der körperlichen Vorgänge und deren Laufzeiten. Echt verwirrend das Ganze, Merdensch schwirrte der Kopf. Er schwor sich, nur noch von diesem Thema anzufangen, wenn ihn jemand danach fragen würde. Was für ihn gar nicht so einfach ist. Ihm fiel spontan das 3-Stufen Zitat über die Wahrheit ein: „Zuerst wird sie belächelt. Dann wird sie bekämpft. Schließlich wird sie als selbstverständlich akzeptiert".

Letztes Jahr Oktober

Mammalia's Bestrahlungstermine waren abgearbeitet und die Sau war wohlgelaunt. Sie meinte, im Wesentlichen das gut verkraftet zu haben. Ihre Blutwerte waren wieder relativ zufriedenstellend, insbesondere die Leberwerte haben sich mittlerweile so gut wie normalisiert. Ihr Schweinekörper scheint sich stetig zu erholen. Zwischendurch besuchte sie ihren Säuearzt. Sie fragte ihn durch die Blume, ob er schon mal etwas von den fünf biologischen Naturgesetzen gehört habe. Irgendwie brauchte sie von offizieller Seite noch eine Bestätigung. Er verneinte dies, obwohl Mammalia fühlte, dass ihn diese Frage verunsicherte. Sie sagte ihm auch, dass sie die Chemotherapie abgebrochen hat, weil ihr die Nebenwirkungen zu riskant wären. Plötzlich wurde er unleidlich, er meinte: „Wenn Säue die Chemo ablehnen, bin ich dazu angehalten, mit der Todesangst der Schweine zu spielen. Und ich werde das auch tun". Diese Antwort erwartete Mammalia nicht und war von dieser Aussage leicht geschockt. Sie fragte sich:

„Angehalten?".
„Von wem?".

Außerdem solle sie die Hormontabletten, welche beim Standard-Krebs-Heilungsprogramm, nach Abschluss der Behandlungen verschrieben werden, nicht mehr fünf Jahre, sondern besser für den Rest ihres Lebens einnehmen. Ab diesem Zeitpunkt sollte dieser Eber nicht mehr der Säuearzt ihres Vertrauens sein. Was er sagte, war für sie zu unlogisch gewesen. Diese Hormone schädigen auch nachweislich den Körper einer femininen Sau. Es gab keinerlei Beweise für deren Wirkung, es gab nur eine Studie, welche lediglich das prozentuale Ergebnis aus Befragungen widerspiegelte. Ihre bisherigen Erfahrungen die sie machen musste, lies sie über die Richtigkeit des Tuns der Doktoren nachdenken. „Denken ist immer gut. Ab sofort lieber nachfragen, nicht alles akzeptieren", hatte sie sich geschworen.

MiMa und MaMo kamen wieder zu Besuch. Da es diesmal vormittags war, setzte Merdensch umgehend den Kaffee auf. Auch MaMo trank gerne mal eins bis zwei Trögchen. Zuerst war bei Mammalia wieder die Freude groß, bis beide von ihrem Grund des Besuchs erzählten. Sie kamen gerade vom gynäkologischen Säuearzt. Der musste feststellen, dass ihr Babyferkel im Bauch keinen Herzschlag mehr erkennen lies. Mammalia brach erneut in Tränen aus und fluchte:
„Warum nur?".
„Wie kann Gott nur so etwas zulassen?".

Sie war im höchsten Grad erschüttert. So viel Tränen, wie in diesem Jahr, vergoss sie vorher noch nie. Sie träumte auch in der Vergangenheit gewisse Sachen, wobei diese Träume nach ihrem Zitzenkrebs intensiver wurden. Letzte Woche erzählte Mammalia Merdensch von einem Traum, den sie in der Nacht erlebte und durchgeschwitzt aufwachte. In diesem Traum hatten irgendwelche Schweine, die sie nicht erkannte, ihrem Ferkel MiMa mit Baseballschlägern mehrfach auf den Schädel geschlagen. Sie redete nur mit Merdensch darüber, weil jeder Andere sie wohl deswegen ausgelacht hätte.

MiMa sollte am nächsten Tag in die Universitätsklinik Schwadeburg zur Ausschabung kommen. Merdensch und Mammalia bedauerten ihren Verlust und spendeten ihr und MaMo Trost. Sie sollten es in ein paar Monaten erneut mit einem Babyferkel versuchen. Dass das primäre Ferkel in den ersten Tragzeitwochen stirbt, kommt leider häufiger vor, als man denkt. Sie musste nach dem bevorstehenden Eingriff erst mal zur Ruhe kommen. Wenn der Kopf nicht mehr am Rattern ist, funktioniert dann alles automatisch.

Da lag nun MiMa in ihrem Patientenbett der Mastscheune in der Universitätsklinik Schwadeburg. Es war früh am Morgen. MaMo sprang besorgt umher und versuchte MiMa, den von den Ärzten vorhergesagtem kurzen Aufenthalt dort, so angenehm wie möglich zu gestalten. Er besorgte ihr einen Trog mit Wasser, rückte mehrfach ihr Bettzeug zurecht und hielt, wann immer es möglich war, ihre Pfote. Auch Merdensch und Mammalia waren gekommen, eine Muttersau lässt ihr Ferkel in so einem Moment nicht alleine. Ganz besonders sie nicht. Merdensch versuchte MaMo in angeregtes Gegrunze zu verwickeln, sodass er etwas mehr in Ruhe kam, was ihm auch gelang. Ab und zu machte er auch seine Späße um hier etwas die Dramatik aus dem Geschehen zu nehmen. Es war die gleiche Station, in welcher Mammalia damals liegen musste, er wollte sie damit auch etwas ablenken. Erinnerungen wurden wach. Eine Pflegesau kam, reichte MiMa eine Tablette, welche sie mit etwas Flüssigkeit einnehmen musste, irgendwas das den Muttermund anregen sollte. Ihr wurde auch schlagartig übel, es begannen die Unterleibsschmerzen. Wie Mammalia meinte, wären die Tabletten nötig, damit sich alles lösen würde, was in der folgenden OP ausgekratzt werden müsste. Das hätte den Vorteil, dass bei einer erneuten Tragzeit alles sauber wäre. MiMa's Schmerzen wurden jetzt so unerträglich, dass sie sich auf ihrem Bett nur noch hin und her wälzte. MaMo rief besorgt eine Pflegesau herbei, welche auch nach 5 Minuten antrabte. Sekunden später kamen zwei grün bekleidete Pflegeeber, die sie abtransportierten und in den Operationssaal schoben. Es würde nicht lange dauern.

Merdensch, Mammalia und MaMo mussten jetzt warten. Da sie zwar aufgeregt, aber hungrig waren, durfte die Cafeteria in der Universitätsklinik wieder ein paar Schweuros Umsatz machen. Es hieß, sie könnten in etwa einer Stunde in den Aufwachraum der Intensivscheune, um MiMa nach der Ausschabung zu besuchen. Die Zeit verflog unerwartet schnell. Sie begaben sich halb gesättigt, zwanzig Schweuronen später, in den Aufzug, der zwei Stockwerke tiefer zu MiMa führte. Sie war auch schon wach, aber noch sehr geschwächt. Eine richtige Operation, außer zur Entnahmen der Weisheitskauorgane, hatte sie zum Glück noch nie erleben müssen. Sie standen um sie herum. Die bekannten Gesichter in diesem Bereich waren gut gelaunt. Sie merkten an, dass die kleine Operation zufriedenstellend verlaufen wäre. „Gott sein dank", dachte sich Merdensch und fuhr eine Stunde später nach Hause, er musste noch etwas arbeiten. MiMa durfte am selben Nachmittag wieder raus. MaMo hatte später Mammalia mitgenommen und zu Hause abgesetzt. Hier verlief der Eingriff letztendlich ohne Schwierigkeiten.

Mittlerweile lag Post von der Rentenstelle im Briefkasten.

Mammalia müsse zu einer Psychologin nach Schwad-Besten, besser gesagt ein Vorort davon, das etwa 40 Kilometer von Schwallendorf entfernt war. Wie gewünscht machten sie sich auf den Weg. Sie konnten dieses kleine Kaff nur mit dem Wagen erreichen, über endlos wirkende Landstraßen. Hier mussten sie langsam fahren. Auf dieser Strecke wurden gerne, von der Obrigkeit, die Raser geblitzt. Endlich angekommen standen sie vor einer stinknormalen Einfamilienscheune. Da sie etwa eine viertel Stunde zu früh dort waren, ließ man sie, nach Anmeldung durch Türklingeln, auf der Straße stehen. Die meisten der Nachbarn, fast alle, kamen aus dem östlichsten Osten von Linnaterra, bemerkte Merdensch bei einem zehnminütigen Rundgang quer durch das Dorf, während seine Sau sich dort analysieren lassen musste. Auch diese Psychologin war von dort, wie Mammalia im Anschluss berichtete. Beide wurden sich einfach nicht grün. Mit der gebrochenen Aussprache der Rentenbediensteten kam sie nicht klar und hatte auch nicht jedes Wort verstanden, was diese von sich gab. Mammalia fragte sich, wie diese Sau sie objektiv beurteilen könne, ob sie nun arbeitsfähig sei, oder nicht? In einer Stunde kann das wirklich niemand. Vor allem sollten diese Schweine vorher ein gewisses Vertrauensverhältnis aufgebaut haben. Mammalia kannte sich damit aus, schließlich hatte sie schon immer die Hilfe von Psychologen in Anspruch genommen. Dieser Termin war alles in allem für die Haxen. Es wurde bares Geld für das Gutachten, aus dem Fenster geworfen. Eine Frechheit wie so ein Rentenantrag, wegen Invalidität, hier behandelt wird. Merdensch und Mammalia waren sauer auf ihren ach so tollen Schweinestaat.

Es kam wie erwartet, immer wieder werden die ersten Anträge, ohne genauerer Betrachtung, im Vorfeld abgelehnt. Wohl in der Hoffnung dass der Antragsteller nachgeben würde, wie Mammalia später erfuhr. Bei einer Nachbarsau wurde die gleiche Prozedur drei Jahre lang hinausgezögert. Im Anschluss musste diese, die rückwirkend ausbezahlte Summe, sogar noch versteuern. Das negativ ausgefallene Urteil dieser Psychologensau war für die Rentenstelle erst einmal ausreichend, sich so zu entscheiden. Klar, würde sie zu Viele als nicht arbeitsfähig beurteilen, würde sich das Amt einen anderen Lakaien suchen, der ihnen gesonnener sei. Man kennt das, überall das Gleiche - Man wird einfach für dumm verkauft. Da Mammalia bei ihrem Rechtsanwalt damals bereits nachfragte, ob deren Kanzlei auch solche Rentenfälle übernehmen würde, übergab sie diese Sache den Fachleuten, die umgehend Widerspruch einlegten. Sie zahlte regelmäßig in ihre Rechtsschutz-Versicherung ein, also brauchte sie sich über die Entlohnung des Rechtsbeistandes keine Gedanken zu machen.

Merdensch befand sich in der Garage und räumte zehn leere Getränkekisten in das Fahrzeug, es war nichts mehr zu trinken im Stall. Eines der großen Einkaufsscheunen mit Getränkeverkauf offerierte ein Superangebot in der Werbung, welches er hemmungslos ausnutzen wollte. Drei Schweuronen pro Kiste zu sparen ist schon mal eine Hausnummer, was es nicht zu verschlafen galt. Urplötzlich kam Mammalia unter Tränen, bitterlich weinend, zu ihm gelaufen und erzählte ihm, was sie gerade im Fernsehen gesehen hatte. Bei einer Sau wurde ebenfalls Zitzenkrebs diagnostiziert, ihr kleines

Babyferkel hatte nichts mehr an deren Zitzen getrunken. Merdensch war sofort klar, was die Ursache für deren Tumor sein könnte, denn er analysierte seit Monaten jede Krankheit mittels der 5 biologischen Naturgesetze. Auch Mammalia hatte in seinen Augen damit gedankliche Fortschritte gemacht. Sie meinte, der Arzt sagte: „Das Ferkel hat ihre Brust verweigert, weil es bestimmt die Krebszellen geschmeckt habe". „So ein Schwachsinn" fauchte Mammalia in vollster Überzeugung, „Wie hätte ein Babyferkel so eine kleine Zelle schmecken können?"

„Wie schmeckt das?"

Sie regte sich so sehr über diese unsinnige Äußerung auf und erkannte, dass es lediglich durch die 5bn eine logische Erklärung dafür gab. Merdensch erklärte ihr augenblicklich die Umstände, warum die Sau eine Raumforderung haben könnte. Er zeichnete ihr den gesetzmäßigen Verlauf der Erkrankung, mit einem Stock, in den Sand. Mammalia stimmte überzeugt der Erklärung zu.

„Gott sei Dank", dachte sich Merdensch, als er unterwegs zur Getränkescheune war. „Endlich ist meine Sau aus ihrer Todesangst befreit". Denn nun wusste er, dass sie definitiv keine Riesenangst mehr vor ihrem Krebs haben musste. Er war zutiefst erleichtert, weil er damals ebenfalls bitterliches Augenwasser verlor, als diese Erkenntnis bei ihm Oberhand gewann. Nun war seine Sau von ihrer Angst befreit, welche bei vielen Erkrankten Folgekonflikte auslösen könnte. Am liebsten hätte er anhalten und Polka getanzt, so glücklich war er darüber. Allerdings machte er sich auch zeitgleich ein paar Gedanken über sich. „Oh oh, das war ja ein befreiendes - Gott sei Dank! -

Hmm, hoffentlich war bei mir jetzt kein Konflikt gelöst",
grübelte er und suchte ein DHS, diesen Schockmoment. „Na ja,
grunz, ich war bereits im April rotzekrank, das müsste bereits
die Lösung des Krebs-Problems meiner Sau gewesen sein?". Er
wartete eine Woche ab, er spürte garnichts, nirgendwo. Bei ihm
diagnostizierte er kein Sonderprogramm, ergo machte er sich
keine weiteren Gedanken darüber. Damals hat er noch nicht auf
seinen Schweinekörper, schon gar nicht auf dessen Reaktionen
geachtet. Heute tut er es, sehr genau, wie er findet. Er merkt
sich nun schockierende Ereignisse die ihm Widerfahren, seien
sie auch noch so harmlos. Danach wartet er geduldig auf die
passende Interpretation, beachtet seine speziellen, körperlichen
Reaktionen.

Merdensch und Mammalia hatten sich nochmals mit UrSa und
ihrem Eber HanSo verabredet. Damit keiner zu weite Wege
fahren musste, trafen sie sich in einer Pizzeria in Neuschwein,
was für jeden in etwa die Hälfte der Fahrstrecke entsprach. In
diese Pizzeria gingen Merdensch und Mammalia des Öfteren
mal, da diese auch mittags geöffnet hatte. Abends fressen zu
gehen mochten sie nicht, weil man dann mit vollem
Verdauungsorgan einschlafen müsste. Außerdem ist es abends
zu Hause im Wohnstall am schönsten, dafür haben sie sich ihr
Zuhause im Laufe der letzten Jahre optimiert. UrSa hatte ihre
Bestrahlung auch seit einiger Zeit hinter sich gebracht. Es
dauerte vier Wochen, bis ihre tiefen Verbrennungen nicht mehr
zu spüren waren, klagte sie. Mammalia's und UrSa's
Schweinekörper zeigten noch sichtbare Spuren der
Chemobehandlungen. Die Hälfte der Hufen waren noch
schwarz gewesen. Die Borsten sind bisweilen nicht so schnell

nachgewachsen, wie sie es gerne gehabt hätten. UrSa brauchte künftig für längere Laufstrecken eine Gehhilfe, um schmerzlos vorwärts zu kommen. Dabei war sie doch vor ihren Therapien eine auffällig bewegliche Sau gewesen.

Merdensch gab eine Pizza mit Mäuseschredder in Auftrag, Mammalia orderte Insekten-Lasagne. UrSa und HanSo bestellten sich jeweils Lurchschnitzel mit frittierten Larven. Der Wirt, im Übrigen der eingeheiratete Onkel von MaMo, reichte vorweg ein Brot mit Trüffeln, hinterher zusätzlich ein kleines leckeres Dessert. Sie grunzten gesellig über belanglose Themen, weniger über ihre Krankheit, welche sie verbunden hatte. Es sollte lediglich ein zwangloses Treffen sein, um sich wieder einmal zu sehen. UrSa betonte, dass sie sich nach ihrer Genesung, nicht mehr für alles und jeden verrückt machen wolle. Sie hätte keine Kräfte mehr, kommende Rottenfeste so zu organisieren, wie sie es sonst immer machte. Mittlerweile kämen die Ferkel, plumpsten sich hin und ließen sich bedienen wie Krösus. Auf so was hatte sie keine Lust mehr. Es machte den Eindruck, als wolle sie in Zukunft ein wenig mehr an sich selbst denken. HanSo nickte zustimmend, obgleich er wusste, dass es dennoch wieder so wie immer laufen würde. Merdensch erkannte da gewisse Parallelen. Nachdem alles verputzt war, watschelten sie um die Ecke in ein Bäckerei-Café und verzehrten dort ein Trögchen Kaffee, Mammalia natürlich Tee. Merdensch musste wieder mal ein Stückchen Torte mit Marzipanfüllung dazu naschen, obwohl er gewissermaßen prall gefüllt war. Er liebte es sich zu mästen, ein satter Watz zu sein, wie bereits mehrfach beobachtet. „Nur ein sattes Schwein, ist ein glückliches Schwein", flunkerte er beim Abschied, und sie fuhren jeder ihrer Wege, nach Hause.

Auf dem Rückweg zu ihrem Stall, dachte Merdensch über die Herkunft des Schlaganfalls seiner Schwester SiVa nach. Es heißt, dass die danach auftretenden Symptome, Hinweise auf das Erlebte sowie dessen Schock geben würden. Im Allgemeinen wäre der Grund dafür: „Wenn jemanden förmlich der Schlag trifft". SiVa schrieb ab dem Zeitpunkt nicht mehr richtig. Sie tippte nur noch mit stotternden Worten ihre Texte ein, gleichfalls verhaspelte sie sich bei einigen gesprochenen Sätzen. Er schlussfolgerte, dass sie dieser Schlag womöglich durch das Chatten mit jemandem am Computer getroffen haben müsste, wo sie währenddessen kaum noch Worte fand. Außerdem müsste sie auch am Schreiben gewesen sein, kombinierte er. Schätzungsweise an ihrem Laptop. Mit viel Geduld und aufmunternden Worte, käme so was wieder ins Reine. Merdensch vermutete zwar, welchen Inhalt die Nachricht gehabt haben könnte, aber er hat sie nie danach gefragt. An der geschehenen Tatsache ließ sich nichts mehr ändern. Die Zeit heilt alle Wunden.

Letztes Jahr November

Merdensch's und Mammalia's Rotte verabredete sich inklusive den Schwiegerebern zur alljährlich stattfindenden Weihnachtsauslosung. Vor einigen Jahren ergab sich die Idee, zu Weihnachten immer einen Geschenkpartner auszulosen. Das hat den Vorteil, dass die jungen Ferkel nicht immer so viel Finanzen für dieses Fest, in den Geschäften lassen müssen. Wenn man überlegt, dass jeder einen Betrag von 50 Schweuronen pro Herdenschwein ausgeben wollte, weil es für zwanzig Schweuronen nichts mehr Brauchbares zu kaufen gibt, ist das schon eine Masse an Zaster, der da hingelegt werden musste. Auf diese Weise brauchte jeder nur einen Hunderter investieren, und der Geschenkpartner erhielt etwas ordentliches, auch brauchbares. Merdensch schrieb alle Namen auf einzelne Zettel und jeder musste sich einen dieser Papierschnipsel schnappen. Die Verlosung war eine langwierige, aber lustige Angelegenheit, bis die Auslosung passte, weil sich Beziehungspartner gegenseitig nicht ziehen durften. Diese beschenken sich immer gesondert, ein ungeschriebenes Gesetz.

Es gab zünftigen Ärger in Merdensch's Revier, diesmal mit der Webseite. Ein Hacker hatte sich in den Adminbereich einloggen können und dort erst einmal unbemerkt sein Unwesen getrieben. Dieser Blödeber änderte bei den besten Verkäufern die eingetragenen Bankverbindungen, sodass Zahlungen der Käufer automatisch auf Blödeber's Schweinebankkonto gebucht wurden. Irgendwie schon offensichtlich, dennoch sackte er durch diesen Trick einige hundert Schweuronen ein. Zum

Glück bemerkte einer der Verkäufer die Attacke schnell und hat den Support über die Ungereimtheiten informiert. Zuerst war Merdensch etwas ratlos, machte sich dann aber umgehend auf die Suche nach Fehlerquellen. Er machte zunächst die gehackten Änderungen in allen betroffenen Accounts rückgängig und blockierte den Adminzugang. Danach schrieb er einige Scripts, um zukünftige Änderungen zu überwachen. Anschließend schloss er Sicherheitslücken, deren Lücken schlimmstenfalls mittels Injections ausgehebelt werden könnten. Der Computerfuzzi bezeichnet als Injections das Einschleusen von bösartigen Befehlen, welche eine Datenbank ausspähen könnten oder sogar die Kontrolle über einen fremden Server ermöglichen würden. Wie genau der Hacker letztendlich in den Adminbereich spazierte, war Merdensch schleierhaft. Er hatte zwar einen Verdacht, konnte aber nichts beweisen. Mammalia stellte umgehend eine Anzeige gegen unbekannt, nahm Kontakt zu den betroffenen Verkäufern auf und informierte die Schweine über diesen hinterhältigen Angriff. Es blieb nichts anderes übrig, als die Anbieter für die Verkäufe zu bezahlen, damit die Käufer wenigstens ihre Ware erhielten.

Die Strafanzeige war praktischerweise online erstellt, der verantwortliche Kommissar rief umgehend zurück. Er fragte nach IP-Adressen, sowie nach der betroffenen Bankverbindung, wo die Schweuronen drauf gebucht wurden. Mammalia hatte bereits mit der Schweinebank telefoniert und jene über den Missbrauch informiert. Allerdings gab es hier so ein Bankgeheimnis, sodass keine ihrer gezielten Nachfragen fruchtete, das durfte nur die Polizei erledigen. Auch das Ermitteln des Dreckschweins entpuppte sich als schwierig, weil die IP-Adressen seitens der Internet-Provider nicht mehr lange aufgehoben werden dürften, meinte der Polizist. Ferner würden die Hacker sich häufig aus irgendwelchen Internetcafés einloggen, um so einfacher ihre Spuren zu verwischen. „Hier kommen sich Datenschutz und Käuferschutz offensichtlich gewaltig in die Quere. Da wird Verbrechern Tür und Tor geöffnet", nörgelte Merdensch und arbeite weiter an Scripten, um zukünftig solche Vorkommnisse zu verhindern. Er erstellte dem Beamtenschwein die gewünschten Dokumente mit Daten, Indizien und Fakten, zwecks Strafverfolgung zusammen und sendete ihm diese per eMail zu. Den ganzen Monat kontrollierte er zielstrebig verdächtig aussehende Änderungen der Benutzerkonten. Seine Vorkehrungen fruchteten bereits.

Die Rentenkasse hatte wieder geschrieben, Mammalia müsse unbedingt eine Rehabilations-Kur machen. In Mammalia's Augen eine Hinhaltetaktik, was sollte das einer Sau bringen? Man lernt da nur die Krankheiten der anderen, eingeschlossenen Leidensgenossinnen kennen. Das wollte sie ganz und gar nicht. Beiliegend war ein Hochglanz-Prospekt einer Kurscheune aus Grunzingen, samt Fressensplan für die Weihnachtstage sowie des Silvesterabends. Ein Termin wurde bereits genehmigt und festgelegt. Grunzingen befindet sich etwa 300 Kilometer südlich von Schwallendorf. Sie solle sich dort am 15.12. um 9.00 Uhr einfinden. Verweildauer: 4 Wochen.

„Haben die sie noch alle am Sträußchen?".
„Jetzt wollen die mich über Weihnachten aus meiner Rotte abziehen?".

„Wo mein Rudel das ganze Jahr zu mir stand?".

Mammalia war rasend vor Wut. Sie schnappte sich das Telefon, um bei diesem Rentenverein ihrem Frust Gehör zu verschaffen. Es gibt bestimmt einige Schweine, die froh sind eine Zeit lang vor ihrer Rotte Ruhe zu haben, aber Mammalia gehörte nicht dazu. Nur ihr Rudel gäbe ihr die nötige Kraft. Die genervte Sau der Rentenstelle an der anderen Leitung meinte nach einigen dummsinnigen Diskussionen, dass Mammalia schriftlich einen Widerspruch einlegen müsse. Das tat sie auch. In diesem Schreiben sagte sie, dass sie einer Kur generell ablehnend gegenüber steht. Diverse Gutachten von Psychologen, welche sie bereits konsultierte, bezeugten ihr schriftlich, dass Mammalia nicht in der Lage wäre, einen Aufenthalt in einer Klinik mit Schweinen durchzuführen, welche die gleiche Krankheit hatten wie sie.

Es war Vormittag, Merdensch und Mammalia erwarteten ein Fernsehteam, das einen Tag zuvor anriefen und sich ankündigte. Sie wollten eine kleine Reportage drehen, welche die kommenden Tage in der Laurasiaschau, einer Sendung der öffentlich-rechtlichen Rundfunkanstalten, lokal ausgestrahlt würde. Da konnte der Anwalt seine Beziehungen offenbar spielen lassen und seine Drohung in die Tat umgesetzt. Es kamen zwei TV-Schweine mit dem Wagen angefahren, ein Eber und eine Sau. Sie klingelten und stellten sich vor. Merdensch geleitete sie in den Wohnstall, bot wieder mal Kaffee an. Er durfte zu seiner Freude auch welchen machen. Mammalia setzte sich mit ihnen auf die Couch im Wohnstall, sie erzählte abermals ihre komplette Geschichte. Der Eber war der

Kameraeber, die Sau war Reporterin, die auch das anschließende Interview führte. Sie fragten nach Bildern oder Videos, welche sie in der Reportage einblenden könnten. Merdensch fiel ein, Videos von ihrer damaligen Hochzeit gesammelt zu haben. Jene speicherte er auf seinem Computer, in einem separaten Ordner. Er galoppierte wie ein Wirbelwind in das Büro, warf sich an den PC. kopierte einiges auf einen Stick. Währenddessen drehten sie bereits mit Mammalia einige Szenen.

Merdensch brauchte eine Weile, bis er passende Videos gefunden und überspielt hatte. Im Wohnstall angekommen, war schon einiges im Kasten und Mammalia saß mit der Reporterin auf dem Sofa, bereit zum ausführlichen Interview. Diesen Bereich hatten sie vorab hell ausgeleuchtet. Merdensch steckte seinen Stick in den Laptop. Der Kameraeber filmte einige Ausschnitte davon ab. Die Reporterin stellte brisante Fragen, welche sie vorher bereits besprochen hatten, und Mammalia antwortete mit klaren Worten. „Ganz toll macht sie das", lobte sie Merdensch, während sie unter Tränen am Tisch saß und von ihrem Lebensabschnitt erzählte. Von dem was ihr am Herzen lag und wie mit ihr umgegangen wurde.

Abschließend hatte sich die Fernsehcrew verabschiedet, sie wollten noch einige Szenen mit Mammalias Anwalt in Schwadeburg drehen. Am nächsten Abend wurde der Bericht bereits im regionalen Fernsehen ausgestrahlt. Zumal Mammalia ein bekanntes Gesicht in Schwallendorf ist, kamen umgehend einige Anrufe. Bekannte sprachen sie des Öfteren auf der Straße an. Immer wieder wurde sie für ihren Mut gelobt, mit so einer

Geschichte an die Öffentlichkeit zu gehen. Die meisten Schweine trauen sich nicht, etwas gegen ihre Götter in Weiß zu sagen.

Solch ein Bericht wird wohl TV-intern auch gerne weitergereicht, sodass selbiger eine Woche später sogar landesweit, im Ersten, bei ESF, dem Ersten Schweinischen Fernsehen, zu sehen war.

Letztes Jahr Dezember

Merdensch's Schwester CoNa, dessen Eber und ihr Ferkel aus Pigoriffa kündigten ihre Anreise nach Linnaterra über Silvester und Neujahr an. Allerdings würden sie ganz in den Norden fliegen, um den Bruder ihres Ebers zu besuchen. Sie könnten auch bei ihm übernachten. Er ergatterte voriges Jahr einen Ausbildungsplatz als Hotelfacheber in einem größeren 4-Sterne Hotel, in Schwemden. Schwemden ist ein hübsches kleines Städtchen an der Nordsee, etwa 500 Kilometer nördlich von Schwallendorf. Seine Sau war ebenfalls im gleichen Hotel untergekommen und erlernte mit ihm dort das Hotelfach. Da CoNa früher auch im Hotelgewerbe auf Pigoriffa arbeitete, wusste sie, dass diese recht flexibel in ihrer Preisgestaltung sind. Sie wollte ihren Schwager mal fragen lassen, was es Merdensch und Mammalia kosten würde, wenn sie sich drei Tage dort einbuchen. „Das wäre ja cool. Silvester hatten sie noch nie zusammen gefeiert", erinnerte sich Merdensch.

CoNa gab einige Tage später den Preis durch und Merdensch sagte innerhalb einer Sekunde zu, dass dieser Verschlag sofort für ihn und Mammalia reserviert werden müsse. Ihr Schwager handelte beinahe einen Selbstkostenpreis mit dem Hotel aus, inklusive Frühstück, im Doppelverschlag. Merdensch checkte vorab das Internet und hat gesehen, dass das Hotel über Silvester eigentlich ausgebucht war. Er hatte überhaupt nicht damit gerechnet, dass es funktionieren könnte. Bei anderen Hotelalternativen in der Nähe müsste er schon sehr tief in die Tasche greifen. „Aber Vitamin B ist schon etwas Tolles", triumphierte Merdensch. Im Hotel gäbe es ein großes Silvesterbuffet, an welchem, wegen begrenzter Platzzahl, nicht teilgenommen werden konnte. Halb so schlimm, für die Schweuronen was da pro Schwein verlangt wurde, verbrachten alle fünf zusammen einen tollen Abend. Merdensch freute sich riesig. Er verabredete mit seiner Schwester, Mammalia nichts darüber zu sagen, er wollte diese Kurzreise Mammalia zu Weihnachten schenken. Sie beklagte sich in den letzten Wochen immer wieder, dass sie mal raus müsse, einfach nur ein paar Tage weg, am liebsten ans Meer. Bei dieser Gelegenheit könnten sie auch gleichzeitig Mammalia mit dem Besuch aus Pigoriffa überraschen.

Weihnachtsabend. Klirrende Kälte, überall weißer Schnee, fröhlich klingende Ferkel trällerten Lieder, zumindest im Fernsehen. Es herrschten wollige 13 Grad, die Vögel zwitscherten. „Ich kann mich daran erinnern, als ich noch ein Ferkel war, hatte sehr oft Schnee gelegen", schwelgte Merdensch vor sich hin. Mammalia bekam von ihm zwei Päckchen mit Geschenken. Zuerst packte sie ein Internetradio aus, was sie schon seit längerer Zeit haben wollte, um endlich mehr Musikauswahl an ihrer Stereoanlage im Wohnstall zu haben. Das hatte sie jetzt, zigtausend Sender aus allen Teilen Laurasias, in allen Sprachen. Merdensch richtete ihr 10 Favoriten in die Hauptauswahl des Gerätes ein, dann packte sie das nächste Geschenk aus. Um es etwas zu kaschieren klebte Merdensch den Gutschein für die Reise, die bereits in 5 Tagen losging, auf eine Cerderro Knutschi Schachtel mit roten Schleifchen. Mammalia freute sich riesig ..., endlich mal raus aus dem Saustall. Die Wände und Decke fingen an, sie langsam zu erdrücken. Merdensch erklärte ihr, dass das Hotel in Schwemden, an der Nordsee gelegen wäre. Sie liebte das Meer und fing bereits an, in Gedanken ihre Koffer zu packen. Im Anschluss widmete sich Merdensch seinen Präsenten und sie feierten den heiligen Abend, bis spät in die Nacht.

„Zum Glück gehen die Festtage schnell vorbei", dachte Mammalia. Eigentlich liebte sie das Zusammensein mit ihrem Rudel, aber sie wollte gleichwohl schnell ihren Kurzurlaub antreten. In den vorherigen Jahren haben Merdensch und sie zweimal im Jahr eine Städtereise, in die verschiedensten Bäder Linnaterras unternommen. Mammalia hatte immer darauf geachtet, dass in den gebuchten Hotels zumindest ein Schlammloch vorhanden war, mit anliegendem Wellnessbereich zum relaxen. Schweine schätzen es über alles, einfach nur brach da herum zu liegen und an nichts denken zu müssen. Es sollte schön werden, so wie früher. Das hatte sie in diesem Jahr so sehr vermisst.

Zum zweiten Feiertag wurde wieder die ganze Rotte eingeladen. Mit den dazugewonnen Schwiegerebern ist es ziemlich schwer geworden, passende Termine zu finden, da diese jeweils auch von ihren Rudeleltern zum gemeinschaftlichen Fressen eingeladen wurden. Weil Mammalia noch nicht voll belastbar war, hatten ihre weiblichen Ferkel zum Fleisch, als auch zum Nachtisch beigetragen. Die Jungeber hingegen beteiligten sich nicht, als Jungeber konnte man ja noch nichts. Hingesetzt ... gefressen ... fertig. MiMa sagte nach der Feier ihrer Mama, dass sie wieder trächtig wäre, aber Angst habe, dass vielleicht etwas nicht stimmen könnte.

Mammalia beruhigte sie nach Art einer Muttersau. Mit Drücken, Tätscheln und liebevollem Grunzen. Sie wollten es diesmal auch noch nicht an die große Glocke hängen, da MiMa sich noch zu unsicher war, ob alles nach Plan verläuft. Bis auf ihre verständlichen Ängste, erkannte Merdensch spontan keinen Konflikt, der gegen einen normalen Verlauf sprechen sollte. Aber er hielt diesbezüglich sein Maul.

Der Kalender zeigte endlich den 30.12. an. Zumal es über fünf Stunden dauern würde, bis sie das Ziel Schwemden erreichen, machten sich Merdensch und Mammalia schon zeitig auf den Weg in Richtung Norden. Unterwegs besorgten sie ein paar Brötchen, mit haufenweise leckerer Mäusewurst sowie Trüffelpastete belegt und inklusive einem Kaffee togo, dann wurde nur noch der Autobahn gefolgt. Das Navigations-System wusste wo es lang ging. Merdensch programmierte das Ziel bereits vor Tagen ein. Die Fahrt ging flux vorüber, Mammalia spielte den DJ und sorgte für musikalische Untermalung. Zu jedem Song wurde lautstark mitgegrunzt.

Das Ziel wurde erreicht. Sie fuhren auf den Parkplatz, der direkt neben dem Hotel angrenzte. Merdensch schaffte zunächst die nötigsten Koffer aus dem Wagen, danach watschelten sie gemeinsam zur Rezeption. „Man hatte uns ein Doppelverschlag für drei Nächte reserviert" sprach Merdensch. Die freundliche Hotelfachsau übergab die Schlüssel der Eremitage, in der ersten Etage. An der Rezeption links vorbei, ein paar Stufen hoch, den Gang zehn Meter entlang, auf der rechten Seite. Merdensch schloss die Tür auf und testete anfänglich das Bett auf seine Liegefreundlichkeit. Mit dem Pföty gab er seiner Schwester

CoNa immer wieder einen Statusbericht, weil sie ja Mammalia überraschen wollten. Das musste gut organisiert sein.

Mammalia packte hurtig die wichtigsten Klamotten in den Schrank, sie wollte unbedingt so schnell wie möglich zum Meer. „Oje", dachte sich Merdensch, „Ich muss jetzt irgendwie Zeit gewinnen". Es würde noch eine halbe Stunde dauern, bis CoNa mit ihrer Rotte hier wäre. „Was tun?". Er täuschte leichte Darmschmerzen vor, begab sich eine viertel Stunde ins Bad. „Und jetzt? Am besten erst mal auf das Bett legen und die Fernsehprogramme checken". Wieder 5 Minuten gewonnen. Mammalia wurde langsam nervös. Sie machte Druck, dass er sich nun etwas beeilen möge. Er zog den Laptop aus seinem Koffer und meinte „Ich teste nur noch schnell das Internet. Falls es Probleme damit gibt, kann ich an der Rezeption nachfragen". Wieder waren 5 Minuten vorbei. Jetzt konnte er nichts mehr tun, außer vielleicht einen Ohnmachtsanfall vorzuspielen. Mammalia hatte bereits ihre Jacke, ja sogar die Schuhe angezogen. Normalerweise ist er derjenige, der vor ihr abmarschbereit ist. Er zog sich recht langsam die Schuhe und seine Jacke an. Es war recht kühl im Norden, ende Dezember, also ebenfalls den Schal umwickeln und verknoten. Mammalia machte die Tür des Hotelverschlags auf. Im selben Moment wollte CoNa klopfen. „Puhh das hat ja super geklappt" grunzte Merdensch erleichtert.

„Ich dachte, ich wäre auf Pigoriffa", meinte Mammalia anschließend, als sie CoNa mit ihrem Rudel dort stehen sah. Es gab ein Riesengegrunze im Flur. Nach einer ausgiebigen Begrüßungszeremonie begaben sie sich zum Fahrzeug und suchten schließlich das Meer auf. Weit weg kann es nicht sein.

Wie an der Nordsee üblich, blies ein eiskalter Wind vom
Norden in Richtung Landesinnere. Sie stellten den Wagen auf
einem großen Parkplatz ab. Nachdem sie über die Dünen
geklettert waren, war das von Mammalia lang ersehnte Meer
endlich zu riechen, zu schmecken und zu sehen. Es dauerte
nicht lange, schon war Mammalia fünfzig Meter vor ihnen. Sie
hüpfte auf ein paar großen Kieselsteinen entlang, die bis tief in
das Meer aufgeschüttet wurden. Und stand letztlich ganz
alleine, vorne an dem großen Meer. Die Wellen klatschen zu
ihren Füßen und wellten sich wieder und immer wieder. CoNa
sprang mit ihrem Ferkel freudig am Strand entlang, ihr Eber
machte massig Fotos für das Familienalbum. Er brachte extra
seinen ganzen Stolz an neu erworbener Multifunktions-
Digitalbox mit. Produziert wurde die Kamera in Schwiena,
einer Gegend im Osten von Linnaterra. Ein dolles Spielzeug für
Schweine. Merdensch hat nur ein Foto-Pföty, hochauflösend.

Merdensch hatte Mammalia mit einem kleinen Zwischenspurt
eingeholt. Beide standen nun da und blickten auf das offene
Meer. Glücklicherweise war kürzlich die Flut gekommen, das
Wasser stand hoch. Sie berichtete ihm von ihrem Gespräch bei
einem Psychologen. Sie müsste sich vorstellen, wenn schlechte
Gedanken in ihr aufkämen, solle ein Hai kommen und diese
einfach auffressen und mitnehmen. Merdensch fand die Idee
klasse. „Hierher hatte ich so eine Sehnsucht gehabt", meinte
Mammalia. Sie hielt dabei seine Pfote. „In ein paar Tagen ist
dieses beschissene Jahr endlich vorbei", fügte sie noch hinzu.
Merdensch nickte und ihr liefen erneut Tränen die

Schweinewangen entlang. Sie standen noch zehn Minuten an dieser Stelle, redeten nichts. Anschließend hüpften sie wieder die Steine entlang, zurück zum Strand. „So, jetzt einen Kaffee trinken und ein paar Stückchen Kuchen reinschaufeln". Merdenschs Idee wurde einstimmig umgesetzt. Oben auf den Dünen war ein kleines, gemütliches Café zu sehen, das sie freudestrahlend aufsuchten. Auch CoNa mag es, bei einem Käffchen, zusammenzusitzen.

In der Silvesternacht verabredeten sie sich für 20 Uhr im Stall von CoNa's Schwager. Merdensch und Mammalia hatten den Nachtisch von einer großen Einkaufsscheune in der Nähe besorgt. Für zwischendurch einige Tüten Knabberzeugs aus Kartoffeln. Ebenso ein paar Flaschen Bier und Büchsen Whiskey-Cola, diese waren zufälligerweise gerade zum Spitzenpreis im Angebot. Brot, Mais, Fischmehl und diverse andere Leckereien waren noch im mobilen Kühlschrank, der im Wagen am Stromkreislauf angeschlossen war. CoNa hatte fertig angerichtete Lurche an Mäuseschenkel gekauft und lies sie, gemeinsam mit einem edel zurechtgemachten Wurzelauflauf, im Ofen vor sich hin schmoren. Ihr Eber kümmerte sich um den Salat, eine Delikatesse auf Pigoriffa, aus Peperoni mit Trüffelkäse. Zusammengerechnet war es ein äußerst feines Abendfressen, was sie auswärts nicht besser haben könnten. Anschließend spielten sie bis 23 Uhr miteinander Schweinopoly. Danach begaben sie sich zum Hotel, um auf der dortigen Dachterrasse das Schwemdener Feuerwerk anzuschauen. Das Ende des Jahres war in greifbare Nähe gerückt.

Kurz vor 24 Uhr standen sie bereit, um das neue Jahr zu begrüßen. Merdensch und Konsorten mischten sich unter die Buffetgäste. Jeder bekam eine kleine Wanne mit Sekt gereicht. Es ging los, Countdown ... das Feuerwerk startete. Merdensch und Mammalia begrüßten das Jahr traditionsgemäß mit Küsschen und freuten sich des Lebens. Auf der Dachterrasse hatten sie einen kompletten Rundumblick über Schwemden. Von dem in der Nähe befindlichem Hafen dröhnten einige Schiffe mit ihren Nebelhörnern. Der Lautstärke sowie der niedrigen Frequenz nach zu urteilen, müssen es Riesenpötte gewesen sein. Im Gemisch aus knallenden Böllern, zischenden Raketen und Schiffshörnern, klopfte immer wieder die Bedienung an. Diese wollte unbedingt Sekt nachschenken. „Ui, klar doch, da sagt man nicht nein", hickste Merdensch. Er schlabberte eine Wanne nach der Anderen, auch Mammalia und CoNa ließen sich da nicht lange bitten. Mittlerweile waren sie leicht angedudelt. Das Hotel begann seine eigenen Feuerwerkskörper zu starten. Dutzende Batterien mit Raketen wurden zischend auf der Dachterrasse gleichzeitig gezündet, das Werk dauerte gut 15 Minuten. So etwas Tolles haben sie noch nie gesehen. Mammalia zückte ihr Pföty und filmte munter drauf los, um das Abenteuer bildlich festzuhalten. Endlich war das Jahr vorbei gewesen, was leider ewig in Erinnerung bleiben würde.

Dieses Jahr Januar

Eine halbe Stunde war bereits im neuen Jahr vergangen. Sie waren mittlerweile alleine auf der Dachterrasse. Mammalia kaufte am Nachmittag zwei Packungen Gießblei zum Bleigießen und wollte jetzt im Verschlag die Zukunft orakeln. Auf der Insel Pigoriffa kennen sie das Ritual nicht. Sie waren neugierig auf die Ergebnisse. Besonders CoNa's kleines Ferkel fand diese Sache aufregend und spannend. Sie sagte im Vorfeld bereits, dass sie sich ein, oder vier Brüderchen wünscht, und durfte auch als Erstes ihr mit Blei gefülltes Schäufelchen über die Kerze halten. Innerhalb drei Minuten war das Blei geschmolzen und die Masse, in die mit Wasser gefüllte Schüssel geworfen. Dann hat sie das abgekühlte Blei aus der Schüssel geholt, das Resultat vor eine Taschenlampe gehalten. Im Anschluß an der Wand gedeutet, was es darstellen könnte. Sie: Babyferkel - CoNa: Babyferkel - CoNa's Eber: Einem Babyferkel ähnlich. Allesamt lachten und meinten, dass es eindeutiger nicht mehr geht. Jetzt war Mammalia an der Reihe: Babyferkel – Witzig. Natürlich kein eigenes mehr, Mammalia hatte bereits genug für ihre Rotte produziert, aber ein Enkelferkel von MiMa und MaMo war auf dem Weg. Merdensch's Gebilde ähnelte einer nach unten blickenden Madonna, mit Umhang. Was das zu bedeuten hat wusste niemand, sogar das Internet kannte hierzu keine Antworten. Schade, das wäre bestimmt interessant gewesen. Der lustige Abend und die sich anschließende Nacht neigte sich dem Ende. Sie tranken noch ihre Bierchen aus, wünschten eine geruhsame Restnacht, und gingen schlafen.

An Neujahr verabredeten sie sich zum Nachmittag im Café auf dem Schwemdener Marktplatz. Merdensch und Mammalia erkundeten nach dem Frühstücksbuffet, etwa um die Mittagszeit, minimal die Gegend. Sie fuhren zum Hafen, um zu schauen, welche Wasserfahrzeuge dort in der Silvesternacht so einen Lärm machten. Zwangsweise kamen sie nicht weit, dieser Hafen wurde eher industriell genutzt. Er war mit Zäunen, sowie mit heftig bewachten Kontrolltoren abgeschottet und machten die passenden Schiffe nicht ausfindig. „Egal", dachten sie, watschelten in die Innenstadt ein wenig bummeln, bis zum ausgemachten Treffpunkt. Wie erwartet, tranken sie dort Kaffee und ein Fässchen mit heißer Schokolade, diese wurde bestenfalls nur lauwarm kredenzt. Merdensch überschweinte das Verlangen, unbedingt den Kuchen versuchen zu müssen, lecker hatte er schon ausgesehen. Resümee: Das Café war knalle voll, die Qualität mies. „Als einzige Anlaufstelle am Marktplatz machen die Besitzer vor Ort Riesenumsätze. Ob die Gäste wieder kommen, ist da bestimmt gleichgültig, weil es nur Touristen sind", musste Merdensch frustriert erkennen. Im Anschluss gingen sie in eine Pool-Bar und spielten dort bis etwa 22 Uhr Billard.

Merdensch und Mammalia mussten am nächsten Morgen wieder im Hotel auschecken, dann fuhren sie zu CoNa und ihrem Anhang, um sich zu verabschieden. Im Anschluss ging es wieder auf die Autobahn, diesmal in Richtung Heimat, nach Schwallendorf. Es waren wunderbare Tage, die sie dort verbracht und sich auch verdient hatten. Da sie im Hotel wieder mal das Frühstücksbuffet ordentlich nutzten, wie sicherlich an jedem Morgen, war es auch nicht nötig gewesen, während der

Fahrt noch einmal anzuhalten. Beide strahlten über ihr ganzes Gesicht, bis sie zuhause waren.

Merdensch und Mammalia besprachen und analysierten nun beinahe täglich jede „Krankheit" die ihnen unterkam. Sie fanden zu jedem Symptom eine eventuelle Ursache, passend nach den 5 Naturgesetzen. Sie änderten im Laufe der letzten Monate speziell ihre Einstellung, insbesondere zu Erkrankungen und wie sie derzeit therapiert werden. Sicherlich, das Erlernte lässt sich nicht so einfach abschütteln. Ängste und Zweifel kommen dennoch ab und an durch. Um wegen den 5bn nochmalig sicher zu gehen, glaubte Merdensch, dass es Zeit wäre, eine seiner Schienen zu testen. Eine Schiene ist, wenn ein erlebter Konflikt mit einer Sinnesaufnahme wie Gerüche, Geräusche, Farben, aber auch Gegenstände und so weiter verbunden wird. Als Reaktion folgedessen, wird eine immer wiederkehrende chronische Krankheit ausgelöst, weil das Dilemma nicht beseitigt wäre und noch im Unterbewusstsein herumschwirrt.

Merdensch nervte in jedem Jahr eine leicht aufgeraute und errötete rechte Pfote, oberhalb der Knöchel, ein wenig an der Seite. Aber komischerweise nur im Herbst und Winter. Ergo, bei niedrigen Temperaturen, im Sommer war die Stelle immer glatt gewesen. Das empfand er nicht als dramatisch, aber es war eine störende Angelegenheit. Besonders wenn er nachts über das Bettlaken streifte, blieb er immer wieder hängen. Das fühlte sich komisch an und war unangenehm, sodass er immer wieder zur Schwartencreme griff, die bedauerlicherweise nur für maximal zwei Stunden die Symptome linderte. Er grübelte, seit wann er das Jucken spürte und fand heraus, dass es um seine Volljährigkeit gewesen sein müsste. Laut 5bn wäre das zuständige Keimblatt das Ektoderm, weil äußere Haut in der CA-Phase Zellminus macht. Es machte eine Weile später klick. Bis er seinen Autoführerschein hatte, ist er ein Moped mit 80 Kubik gefahren, davor ein Mofa, was er auch ein bisschen frisiert hatte. Früher war das auf dem Land noch möglich, ohne dass man Angst vor Bußgeldern haben musste. Heutzutage darf kein Schwein mehr etwas machen was Spaß macht. An seiner Pfote waren genau die Stellen betroffen, wo der Fahrtwind während des Gas gebens darüber fuhr. Er sagte sich, dass das Sonderprogramm nicht mehr zeitgemäß wäre und er nie wieder auf so einem Gefährt sitzen und nie wieder dadurch die kalte Luft an seine Hufe lassen würde. Ein paar Tage entwickelte die Pfote eine Besserung, dann war der Zustand dummerweise wieder wie vorher.

„Hmm, dann habe ich die Ursache doch nicht exakt gefunden" wetterte er leicht angesäuert. Ihm fiel ein, wenn es die äußere Haut bettrift, es nur ein Trennungskonflikt, wie z.B. bei einer Neurodermitis, sein könnte. Je kleiner die Konfliktmassen, desto kleiner die Symptome. Das hatte er vergessen. Mit Mammalia durchwühlte er das Internet. Sie schauten sich exakt die Modelle an, mit denen Merdensch früher herum düste. Er ist gerne diese Knatterkisten gefahren, war scheinbar regelrecht in seine „Gefährten" verliebt. Aber, dass er die so vermisst, dass sein Körper ihm das so zeigen würde, hätte er nie gedacht. Irgendwo hatte sich da bestimmt ein kleines DHS, ein kleiner Schock eingeschlichen, nachdem er seinen Autoführerschein hatte. Als er die Bilder vor sich sah, dachte er auch gleichzeitig daran, wie diese Fahrzeuge jetzt auf dem Schrottplatz vor sich gammeln würden und meinte: „Nee, Euch brauch ich jetzt nicht mehr. Ich habe jetzt ein tolles Auto. Tschüssi", verinnerlichte er sich, immer wieder. Die darauffolgenden Tage bildete sich eine dicke Schicht mit Hornhaut, über den betroffenen rauhen Stellen, wie niemals zuvor. Es dauerte drei Wochen, bis sich die Schwarte normalisierte. Siehe da, Merdensch verabschiedete sich innerlich von seinen Zweirädern, er ist sich das mehrfach bewusst geworden. Seine Pfote wurde abschließend weich wie ein Ferkelpopo. Schienen sind manchmal ziemlich dubios. Vor allem die Gründe.

Den Hacker, der im November in Merdensch's Revier wilderte, hatte er endgültig verscheuchen und von seiner Webseite fernhalten können. Leider konnte, wie erwartet, das Dreckschwein bislang nicht ausfindig gemacht werden. Der Kriminalbeamte fragte zwar noch einige Male nach Details, durfte aber keine Auskünfte über den Stand der Ermittlungen geben. Merdensch kontrollierte täglich seine Scripts, welche ihm verdächtige Inhalte anzeigen würden, aber es war Ruhe. Er klopfte sich virtuell auf die Schultern, ärgerte sich dennoch über diesen unvorhersehbaren Angriff auf seinen Wirkungsbereich. Wie mittlerweile ständig suchte er, ob dieses ein DHS für ihn gewesen sein könnte. Als er den Angreifer wahrnahm, wurde ihm schon gleichzeitig heiß und kalt. Auch seine Gedanken kreisten wochenlang um dieses Thema. Gut möglich. Aber wenn Konflikt, dann würde er diesen bestimmt nicht spüren. Dafür war die Laufzeit zu gering, die Konfliktmasse zu niedrig. Gelöst hatte er das Problem ja ziemlich schnell. „Maximal Mitte November bis Mitte Januar =

2 Monate = Kickifax", freute er sich, „Dann kann es jetzt weiter gehen".

Mammalia durchlebte abermals einen nächtlichen Traum, von dem sie Merdensch am Tag danach erzählte und sichtlich mitgenommen war. Dieses mal sind sie beide Pfote in Pfote auf einer bepflasterten Straße gelaufen. In den Scheunen auf der linken, sowie auf der rechten Seite erkannte sie hoch ragende, gewölbte Fenster. Tote Schweine lagen in ihren Särgen darunter aufgebahrt und Davorstehende betrauerten sie. Sie konnte nicht erkennen, wer dort lag. Mammalia hielt Merdensch, der knapp hinter ihr lief, an der Pfote und sie sind daran vorbei gelaufen. Sie wollte diese Träume nicht mehr haben, denn sie machten ihr mittlerweile ziemliche Angst.

Gegen Ende des Monats wurde es wettermäßig noch einmal bitter kalt in Linnaterra, der Wind fegte mit gutem Tempo um die Ställe. Bei seinem alltäglichen Spaziergang, mit dem Schweinehund Fiete, packte Merdensch sich ordentlich ein, aber nicht um den Kopf herum. Mammalia quakte noch „Ziehe dir lieber deine Mütze auf". Diese Mütze war eher etwas für den richtig harten Winter, mit Schweineohrenschützer und Stirnfell. Wenn er diese anzog, sah er aus, als käme er aus dem tiefsten Nord-Osten von Linnaterra, wo die Pinguine zu Hause sind. Auf diesem Landstrich herrscht fast 10 Monate im Jahr eine Eiszeit. Also setzte er sie aus ästhetischen Gesichtspunkten nicht auf und trabte los, in Richtung Feld. Bei seinen Rundgängen schaute sich Merdensch gerne die leuchtenden Sterne am Nachthimmel an, er beobachtete bereits einige tolle Sternschnuppen, währenddem er immer einen Wunsch rausgrunzte. Auf dessen Erfüllung wartet er leider noch bis heute. Er fragte sich. „Ob irgendwo da draußen noch andere Schweine wohnen?".

Eine halbe Stunde später trotteten beide wieder zurück. Sie sahen aus wie zwei begossene Lapradudels. Der Nieselregen in Kombination mit dem heftigen Wind blies das Wasser in jede kleinste Ritze. Ein Schirm konnte dieses mal nichts ausrichten. Merdensch musste ihn geschlossen halten, er wäre auf jeden Fall kaputt gegangen. Merdensch und der Schweinehund Fiete schüttelten dreimal ihr Fell ab, sprangen unter die Dusche und föhnten sich ordentlich durch.

Dieses Jahr Februar

Von Freitag bis Montag hatte Merdensch nun plötzlich alle drei bis sechs Stunden Schmerzen, welche jeweils für eine halbe Stunde, in Schüben auftraten. In seinen Schweineohren stach es, Der Schmerz zog von beiden Schweinebacken bis in den Kiefer sowohl dem oberen Halsbereich. Während dieser Schmerzphasen taten seine Kauorgane so weh, als würde die jemand einzeln herausziehen. Durch die Verkrampfung seines Körpers, drangsalierte ihn sein Schweinenacken zusätzlich. Da er diesem blöden Wind ausgesetzt war, dachte Merdensch primär an seinen Marsch durch die Wildnis. Er hatte ja schon einmal, bei seinem damaligen Infarkt so ähnliche Schmerzen, also schloss er auch eine Herzgeschichte nicht ganz aus. Die Symptome waren zwar ähnlich, aber doch irgendwie anders als damals. Mammalia spekulierte ebenso, es könne wieder das Herz der Auslöser sein. Merdensch prüfte seinen Blutdruck, die angezeigten Werte waren im medizinischen Normbereich. Er überlegte seitens der 5bn und fand ursächlich keinen passenden Konflikt, bis auf den Wind, der ihm um die Schweineohren fegte. Also recherchierte er seine Symptome auf diversen medizinischen Seiten im Internet. Er entdeckte auch etwas, welches genau passte. Bingo! Eine Mittelohrentzündung, genau so stellte sich das dar. Als er noch ein junges Ferkel war, hatte er oft solche Entzündungen erleiden müssen. Seine Mutter erzählte es ihm am Telefon. Merdensch konnte sich nicht mehr daran erinnern.

Dienstags waren plötzlich die Schmerzen wie weg geblasen.

Zurück kam jedoch am Abend ein heftig stechender Schmerz in seiner Kauleiste, der sich im unteren linken Kiefer festsetzte. Merdensch wollte jetzt nicht mehr, er hatte die Schnauze voll. Mammalia fuhr zur Hausärztin, die ein paar Ställe weiter um die Ecke wohnte, ob sie sich das mal anschauen könnte, was sie auch umgehend tat. Innerhalb von zehn Minuten stand sie in Merdensch's Wohnstall. Sie befragte ihn zu seinen Beschwerden. Eine zuverlässige Ärztin mit sehr viel Fachwissen. Sie meinte: „Wind kann nicht der Auslöser für Krankheiten sein, so etwas gibt es nicht" und schüttelte ihr Haupt. „Im Volksmund ist das aber der allgemeine Glaube", dachte sich Merdensch. Sie tippte eher auf eine erneute Herzerkrankung, da sie seine Vorgeschichte kannte. Weil sie, aus rechtlichen Gründen, keinen eigenen Transport durchführen dürfte, bliebe ihr nichts anderes übrig, als einen Notarzt mit dazugehörigem Krankentransporter zu rufen.

Der Wohnstall war plötzlich mit medizinischen Fachschweinen besiedelt, die Merdensch umgehend an das EKG anklemmten und routiniert sein Blut entnahmen. Puls bei 60, Blutdruck: 145 zu 95, EKG: Keine Auffälligkeiten, alles war in Ordnung. Eine Sau die zum Medi-Team gehörte fragte nach, ob er immer so eine coole Socke wäre, weil sich sein Puls so niedrig darstellte. Was sollte er machen, er spürte idealerweise keinerlei Ängste, dass irgendetwas Schlimmes mit ihm sein könnte. Zur Sicherheit wollten sie Merdensch in die Universitätsklinik Schwadeburg transportieren, um bei den Profis detaillierte Untersuchungen durchzuführen. „Na toll, schon wieder in diesen Schuppen", entfleuchte ihm. Eine andere Möglichkeit gäbe es allerdings nicht, weil andere Kliniken Aufnahmestopp hätten. Die AsKo-Klinik in Schweinstadt läge nicht in deren Zuständigkeitsbereich. Sie trugen ihn in dem Krankentransporter, schnallten ihn fest und rauschten mit Blaulicht in Richtung Schwadeburg. Mammalia hatte zwischenzeitlich ihre Rotte informiert, die mit dem Wagen auch gleich hinterher rasten. Ihrem Ferkel MiMa wollte sie erst einmal nichts erzählen, um sie in ihrer Tragzeit zu schonen. „Eine tolles Rudel", urteilte Merdensch.

In der Universitätsklinik Schwadeburg wurde Merdensch vom Schweinekopf bis zu den Hufen untersucht, das kannte er schon vom letzten mal. Er spürte auch keinerlei Ängste vor den kommenden Diagnosen. Bis auf eine leichte Durchblutungsstörung im linken Haxen wurde zunächst nichts weiter festgestellt. „Aha, deshalb schmerzte ein wenig mein linker Haxen die letzten Monate beim laufen", bemerkte Merdensch. Er spekulierte bisweilen lediglich auf eine Art Muskelkater. Bislang hatte auch kein Schwein in seine Ohren geschaut, was ihn doch ein bisschen wunderte. Letztendlich kam das Ergebnis der Blutuntersuchung. Der CRP - Wert wäre fast zehn mal so hoch als der Normalwert, was eventuell auf eine Entzündung der Herzkranzgefäße hindeutet. Der Notfalldoktor ordnete daraufhin eine Herzkatheteruntersuchung an. Merdensch hatte ernsthaft überlegt, ob er dieser Untersuchung zustimmen soll. Da werden garantiert wieder Stents eingesetzt. Nach einer kurzen Absprache mit seiner Rotte und Überlegungen ob das wirklich nötig sei, willigte Merdensch dennoch ein. Er wurde auch gleich in den Operationssaal geschoben. Am Ort der Verrichtung dann Klamotten runter, Hemd an - das auf der Rückseite offen war -

und auf den OP-Tisch wuchten. Wie damals waren zu seiner Linken, von der Decke hängend jede Menge Monitore vorhanden, wo er Live das Geschehen mitverfolgen konnte. Loch in die Leiste, Kontrastmittel ins Blut, der OP-Arzt verrichtete seine Arbeit. Diesmal stocherte er auf beiden Leistenseiten ein Loch. Er wollte zuerst ein Stent in die Vene des linken Haxens setzen. Davon war aber nie die Rede. Wenn eine wehrlose Wutz einmal auf dem Tisch liegt, ist sie hoffnungslos ausgeliefert. Er merkte jedoch, dass Merdensch's Körper bereits eine neue Vene gebildet hatte, welche die Haxe nun versorgte. Merdensch war in diesem Moment ordentlich Stolz auf seinen Körper. Schnell dieses Loch provisorisch wieder zugeklebt und der Chirurg widmete sich endlich dem Wesentlichen, seinem Herzen. Dreißig Minuten danach wurden die Löcher abgedrückt, um unschöne Blutergüsse zu vermeiden. Der Doc war verschwunden. Abdrücken durfte allem Anschein nach ein Student, zum Üben? Ein elendes Gerüttel auf dem harten OP-Tisch. Merdensch wurde zur Intensiv-Überwachung gefahren, wo das arme Schwein eine Nacht lang bleiben musste. Aber er durfte zum Schlafen nur auf seinem Schweinerücken liegen, was für ihn eine Quälerei war. Normalerweise liegt er auf seiner rechten Seite.

Merdensch kam auf sein Patientenzimmer der Kardiologie. Zu ihm zog ein weiterer Eber, der auf seine Operation in ein paar Tagen warten musste, weil er zuvor noch eine Dialyse machen sollte. Dialyse wäre eine künstliche Blutwäsche, wo Blut aus seinem Körper rausgesaugt, danach gewaschen wieder in den Schweinekörper hineingepumpt würde. Das sollte bei ihm gemacht werden, um die Niere zu entgiften. Sein Name war

GeDo, er wohnte in einem Nachbarort von Schwallendorf, war weit im Rentenalter, verheiratet, hütete drei Ferkel plus zwei Enkelferkel. Er litt an Überzuckerung, Nierenversagen, sein halber Darm wurde bereits entfernt und Asthma plagte ihn zusätzlich. „Ein ganz ganz armes Schwein", berichtete Merdensch, als er mit Mammalia telefonierte. „Entsprechend zu jeder Erkrankung nimmt er auch, gemäß Verordnung, Tabletten ein. Das müssen ein halbes Dutzend, alle zwölf Stunden, gewesen sein. Nach der alltäglichen Blutzuckermessung hatte er brav seine Spritze hingenommen".

Merdensch dachte an GeDo's Probleme, die das alles hervorgerufen haben könnten. Vielleicht entstanden diese aus verschiedenen Kettenreaktionen. Er machte den Eindruck, als hätte er sich mit allem abgefunden. GeDo grunzte zu jeder Entscheidung der Doktoren nur noch „Ja" und „Amen". Er wollte bestimmt nur endlich seine Ruhe haben. Merdensch bekam zwangsweise ein Telefonat von ihm mit, wo er bei einer Bank um kurzfristige Stundung der Zahlungen flehte, aufgrund seines Gesundheitszustandes. Das Gebettel scheint irgendwie nicht gefruchtet zu haben. Als GeDo Besuch von seiner Sau bekam, war Merdensch einiges klar. Eine herrische, mies gelaunte, alte Zimtzickensau - die war garantiert für viele seiner Krankheiten verantwortlich. Als der Stationsarzt mit voller Überzeugung zu GeDo sagte, dass er anschließend noch eine 6-wöchige Kur antreten müsste, grinste er Merdensch erlösend an, weil er bestimmt froh war, weitere Wochen von seinem Übel weit entfernt zu sein. Dieser Blick von ihm hatte sich fest in Merdensch's Gedächtnis abgespeichert. Er war bedauernswert.

Die Stationsärztin, eine unangenehme Sau, betrat sein Zimmer. Sie wollte nach dem Rechten sehen. Merdensch meinte, dass er eigentlich voll bei Kräften ist, sowie wieder gut laufen könnte. Unvermittelt krähte sie in einem aggressiven Unterton, mit ihrem viel zu lauten Organ: „Eber Merdensch, Siieeee bleiben hier liegen. Siieeee sind ein Gefäääääääß-Wraaaackkk". Weiterhin meinte sie: „Und ihr Haxen muss auch noch operiert werden, sonst fällt der in ein paar Wochen aaaaaaab". Sie schnitt das passende Gesicht dazu. Außer zu grinsen fiel Merdensch in diesem Moment nichts weiter ein.

„Ähhmmmmm..., was will die Sau jetzt genau?".

„Mir helfen?".

In seiner Haxe kannte er die Ursache. Er wusste auch, wann die Vene seine Extremität wieder zu hundert Prozent mit Blut versorgen würde. Das wusste sie nicht. Eins zu Null für Merdensch.

„Kennt die Sau mein Leben?"

„Meine Erfahrungen des letzten Jahres?"

„Nein!". Merdensch war sauer. „Diese Klinik ist der blanke Horrorschuppen".

Am Tag nach der OP war mal wieder ein grün eingekleideter Pflegeeber zur Stelle, der Merdensch mit einem Rollstuhl zu einer Ultraschalluntersuchung abholen musste. Grün sollte ursprünglich eine Farbe sein, die beruhigend wirkt. Das lernte er damals während seiner Ausbildungszeit. Merdensch meinte, dass er keinen Rollstuhl bräuchte. Die paar Meter zum Ultraschallstall könnte er laufen, was er auch in die Tat umsetzte. In erster Linie sollte er sich dort wegen seiner

Durchblutungsstörung einfinden, sein Herz interessiere niemanden. Ihm wurde jeweils ein Blutdruckmessgerät an die Oberschenkel, an die Waden sowie an die Pfotenknöchel gelegt und gleichzeitig hart aufgepumpt. Das Ergebnis war, dass die linke Haxe einen Wert von 0.7, die rechte Haxe einen Wert von 1.0 hatte, was auch immer das bedeutet. Wieder einmal Fachschweinesisch. 1.0 wäre der Normalwert erzählte ihm der untersuchende Eber. Es deutete an, er habe nicht allzuviel zu melden und trabte mit den Ergebnissen zur Ärztin. Sie ordnete an, dass Merdensch dringend auf ein Laufband muss, um Daten zu erhalten. Er solle drei Kilometer marschieren, bei zehn prozentiger Steigerung.

Sein Herz raste wie wild, die Haxe schmerzte etwas in der linken Wade und seinem Oberschenkel, war aber nicht so dramatisch, wie es die Ärztin darstellte. Nassgeschwitzt hatte Merdensch diesen Marsch mit Bravour absolviert, wunderte sich aber, warum er eigentlich mit dem Rollstuhl zum Frühsport gefahren werden sollte. Ob die Schweine dabei noch an sein frisch mit Stents versorgtes Herz dachten? Im Abschlussgespräch mit der Ärztin meinte diese, dass er nur ein paar Venenübungen machen müsste. Jeden Tag laufen bis es schmerzt, anhalten und weiterlaufen, dann käme seine Schweinehaxe wieder in Ordnung. „Toller Tipp, darauf wäre ich nie gekommen", bildete sich Merdensch ein, als er zur Station zurück trabte.

Merdensch war bereits nach 48 Stunden wieder topfit und hätte Bäume ausreisen können, er war voller Tatendrang. Nun überlegte er, wie es zu dieser Verengung seiner Herzgefäße kam

Der Hacker könne es nicht gewesen sein, zumindest nicht bei der 3-Gefäß-Erkrankung seines rechten Myokards. Auf der linken Seite des Herzens wurde der vor einigen Jahren eingesetzte Stand neu aufgelegt, weil es hier erneut eine Engstelle gab. „Das war der Hacker", folgerte er, „2 Monate Konflikt und nach Lösung, Verengung der Arterie. Das passt". Merdensch folgerte, dass diese Stelle wohl immer bei Unstimmigkeiten mit seiner Webseite betroffen sei, interessant. „Aber war der Stent an dieser Stelle wirklich nötig?". „Wie viele Stents passen eigentlich im Laufe der Zeit übereinander?".

Er schlussfolgerte, dass die Verengung auf seiner rechten Herzseite, vielleicht doch die Erfahrungen mit seiner Sau Mammalia ausgelöst haben könnte. Er schaute sich die Erkenntnisse von Dr. HaMo genauer an. Die Zuordnung der Pfötigkeit wäre umgekehrt, da sich das Herz im Zuge der Evolution beim Schwein gedreht hatte. Wie Merdensch feststellte, spielte die Pfötigkeit keine große Rolle. In seinem Fall greift der Revierkonflikt. Im weitesten Sinne: „Wenn ein wesentlicher Bestandteil aus dem Revier wegläuft, also z.B. die Ehesau, Ferkel, Geliebte usw.", oder er seinen Wirkungsbereich verloren hat. „Das war so, schließlich bin ich der Rudelführer und muss alles unter Kontrolle haben", vergegenwärtigte sich Merdensch. Als Mammalia die Krebsdiagnose zu hören bekam, sagte sie zu ihm: „Ich werde das doch überleben?", was sie noch dazu oft wiederholte. Da Merdensch die 5bn noch nicht kannte, achtete er leider nicht auf die Anzeichen seines Körpers, sondern nahm alles so hin, wie es kam. Wüsste er bereits früher von dieser biologische Sache, hätte er bestimmt diesen Schockmoment, das DHS gespürt. Er wusste lediglich, dass es damals hart war, zuweilen er ebenfalls sein ganzes Leben lang darauf geimpft wurde, dass Krebs = Tod bedeutet. Auf Dr. HaMo's Seiten war noch folgendes zu lesen: „Wird der Revierkonflikt nicht innerhalb von 9 Monaten gelöst, kann das Schwein den Konflikt nur noch um den Preis lösen, indem er zwei bis sechs Wochen später am Herzinfarkt stirbt."

Merdensch konnte das nicht glauben und schrieb mitten in der Nacht noch mit Schweinen, dank der 5bn Fratzenbuch-Gruppe. Er schrieb sehr ausführlich mit einer Sau, die sich bereits ihr Leben lang mit der 5bn-Materie beschäftigte. Sie hatte wahnsinnig gute Kenntnisse und beantwortete bisher jede gestellte Frage vernünftig, auch welche die tiefer in die Details gingen. Ihre Antworten und denen von anderen Gruppenmitgliedern ließen keinen Zweifel. Merdensch setzte eins und zwei zusammen und er war regelrecht geplättet, allerdings im positiven Sinne.

Merdensch war nur noch am Leben, weil er diese 5bn entdeckt und das Prinzip dahinter, wie die Natur biologisch im Körper arbeitet, verstanden hatte. Dadurch war es ihm möglich, während des Erlernens, mit dem nötigen Fingerspitzengefühl, Mammalia aus ihrer Krebs-Todesangst zu befreien. Hätte er die biologischen Erfahrungen nicht gemacht, wäre er quasi im November oder Dezember einfach tot umgefallen. Er hätte quasi den plötzlichen Herztot erlebt. Und wer weiß schon, was dann mit Mammalia geschehen wäre.

Er erinnerte sich zurück, genau an den „Gott sei Dank" - Moment im Oktober, in der Garage, als Mammalia weinend zu ihm kam und das mit dem „Schmecken des Krebses" erzählte. Ab diesem Zeitpunkt empfand er Mammalia wieder als „Sicher". Merdensch hatte, ohne es zu wissen, noch rechtzeitig den eigenen Konflikt gelöst, welcher sein spezielles Sonderprogramm der „Dreigefäßerkrankung", zwecks Heilung startete und damit seinen Herzinfarkt des Todes stoppte.

Merdensch's Schweineherz

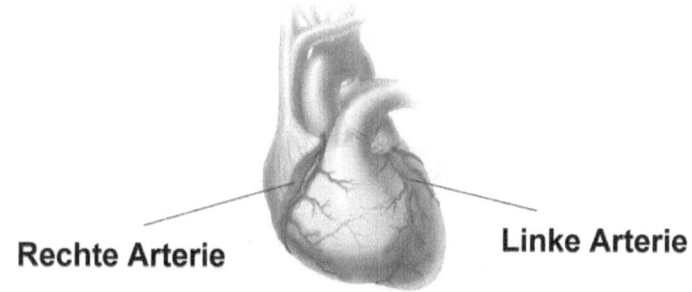

Rechte Arterie   **Linke Arterie**

Merdensch's Dreigefäßerkrankung
Drittes biologische Naturgesetz:

Es war das Ektoderm sowie das Mesoderm als zuständiges Keimblatt ausgemacht, denkt Merdensch, weil seiner Meinung nach mindestens zwei Sonderprogramme liefen. Der biologische Konfliktinhalt wäre auch hier, sich um ein geliebtes Geschöpf sehr zu sorgen; oder um sein Leben besorgt zu sein. Bei Merdensch wohl im Sinne einer Attacke gegen das Herz (Ektoderm, Esoterisch daher geschrieben). In den 5bn werden auch die Konfliktinhalte „Ich bin überfordert" oder „Ich kann das geliebte Geschöpf nicht gut genug unterstützen" genannt.

Es könnte noch angemerkt werden, dass das Keimblatt auch bei einem Selbstwerteinbruch agiert, das mitunter für die Kauleiste zuständig ist. Daher fanden bestimmt die Mediziner oft einen Zusammenhang zwischen Herz- und Kauorganerkrankungen.

Merdensch's Dreigefäßerkrankung
Erstes biologische Naturgesetz:

Den Konfliktschock, den er erlitten hatte, war letztes Jahr ende Februar, als seine Sau Mammalia die Diagnose Zitzenkrebs von den Fachärzten erhielt. Merdensch war in diesem Moment auch zugegen und das Spektakel specknah mitbekommen.

Das DHS (DiKo-HaMo-Syndrom) musste drei Kriterien erfüllen, um sein Sonderprogramm auszulösen:
1. Ist er auf der falschen Pfote erwischt worden? Ja!
2. Hatte er seine Situation als isoliert empfunden? Ja!
3. Hatte er seine Situation als hoch akut dramatisch angesehen? Ja!

Streng genommen, hatte Merdensch nun Herzkrebs. Ab dem Moment, als seine Sau die Diagnose bekam und er nur Zuschauer war, startete sein Schweinekörper dieses Programm mit dem biologischen Sinn zur Lösung des Problems, das nächste mal stärker zu sein. Sollte bei seinem speziellen Konflikt nach neun Monaten keine Lösung stattgefunden haben, müsse der Rudelführer sterben, weil er es nicht geschafft hat, auf seinen Wirkungskreis aufzupassen. Biologisch gesehen bestimmt sinnvoll, jedoch auf jeden Fall nicht mehr zeitgemäß. Hier gilt abermals im Wesentlichen das persönliche Empfinden des betroffenen Schweins, darf also nicht generell so bewertet werden.

Merdensch's Dreigefäßerkrankung
Zweites biologische Naturgesetz:

Sein DHS hatte er Ende Februar, die Lösung war Mitte Oktober, letzten Jahres. Die Laufzeit der Konfliktaktivität (CA-Phase) betrug demnach acht Monate. Als diese Zwangslage im Oktober gelöst wurde, begann die Heilungsphase A (PCL-A-Phase) mit Raumforderung der Gefäße, bzw. der Gefäßwände, wobei als Resultat der Blutfluss merklich vermindert wurde. Nach vier Monaten war annähernd die Hälfte der Heilungsphase erreicht. Jetzt im Februar kam es erst zu spürbaren Schmerzen. EPI-Krise? Prime-Time! Danach wäre die Heilungsphase B (PCL-B Phase) gestartet. Im Anschluss wären wieder Kalkreste zurück geblieben, die gerne als Ablagerungen erkannt werden. Den exakten Vorgang kennt Merdensch allerdings nicht genau, er vermutet lediglich. Die Frage, ínwieweit die vier eingesetzten Stents bei Merdensch nötig gewesen wären, steht für ihn immer noch im Raum.

In diesem Monat bekam Mammalia noch eine Nachricht von ihren Cheffinnen der gynäkologischen Praxis in Schwallendorf auf ihr Pföty, man wolle sie schnellstmöglich treffen. Mammalia wurde dafür am nächsten Tag sogar extra von ihrem Stall abgeholt. Innerhalb der Praxisscheune sagte man ihr anschließend, dass man ihr leider kündigen müsse, obwohl sie noch im Krankenstand sei. Irgendwelche Ausreden, von wegen Umstrukturierung und Arbeitsamt und bla bla bla …. Später erfuhr Mammalia die eigentliche Wahrheit von ihren Ex-Kolleginnen. Es war nicht gerne gesehen, dass Mammalia die Universitätsklinik in Schwadeburg verklagt hatte, weil sie ihre Patienten guten Gewissens dort hinschicken würden.

Wieder wird der Mantel der Vertuschung darüber gelegt.
Ein Schwein sticht dem anderen nicht die Augen aus.

Irgendwie sind Schweine auch nur Menschen.

Dieses Jahr März

Linna TV, eine Filmproduktionsgesellschaft aus Piglin, der Hauptstadt von Linnaterra, hatte angerufen. Eine extrem freundliche Stimme schlug vor, dass sie eine Fernsehdokumentation drehen wollten und Mammalia gerne bei einem professionellen Wiederaufbau ihrer Zitze helfen und unterstützen würden. Sie hatten die Aufnahmen des Berichts aus der Laurasiaschau angesehen, welcher vor einigen Monaten lief. In dieser neuen Sendung würden sie veroperierten Schweine einem Facharzt für ästhetische Chirurgie vorstellen, der auch die anschließende OP vornehmen würde. Ein Facheber auf seinem Gebiet, ein Professor mit Privatklinik in Schwünschen. Es wäre ein Operationsvorgang wo das Eigengewebe einer Sau, aus dem Schweinebauch Verwendung finden würde. Demnach ohne primitives Einsetzen eines Silikon-Implantats. Die dabei mit der Kamera gedrehten Aufnahmen, würden in 4 Staffeln auf einem der großen Privatsendern, mit jeweils 45 Minuten Sendezeit, gezeigt werden. Die kompletten Kosten würde die TV-Gesellschaft übernehmen.

Nachdem das Team Merdensch und Mammalia besuchte und das Casting machte, stimmte Mammalia nach einigen Tagen zu. Sie kann jedoch jederzeit absagen.
Im Mai sollen die Dreharbeiten beginnen ...

... die Geschichte wird hoffentlich nicht weitergehen ...

Haftungsausschluss

Da der Autor kein Therapeut ist, weist er die Leser ausdrücklich darauf hin, dass diese Geschichte nicht dazu ermutigen darf, leichtfertig mit seinen Erkrankungen umzugehen. Weiterhin kann dieses Buch niemals den fähigen Therapeuten, oder Arzt ersetzen. Bei Erkrankungen immer einen von diesen aufsuchen. Der Autor fällt nur eigene Rückschlüsse, er erklärt auch nur grob und ansatzweise die angeführten Krankheitsbilder, ohne fachliche Rückfragen gehalten zu haben. Daher übernimmt er keine Haftung für die Richtigkeit der gemachten Aussagen, welche auch keinesfalls als Behauptungen ausgelegt werden dürfen. Anwenden der in diesem Buch angeführten Beispiele? Nur auf ihr eigenes Risiko.

Herzlichen Dank an

Cornelia – Erste Testleserin, für Ihre Kritik im Aufbau.
Elke – Zweite Testleserin, für ihre Kritik und Wortfindungen.
Alfons – Dritter Testleser und großer Kritiker, für alles.
Ute – Für das immer wieder Lesen, kritisieren + Fehler finden.
Giulia und Helena – Für die grafische Umsetzung von M & M.
Thomas – Ohne ihn wäre das Teil nie entstanden

Internet-Verlinkungen

http://www.merdensch.de
http://www.5bn.de
http://www.kopernikus.org
http://www.krankheit-ist-etwas-anderes.com
http://www.neue-medizin.de
http://www.germanische-heilkunde.at
http://www.praxis-neue-medizin-verlag.de

Büchertipps

Dr. Ryke Geerd Hamer: Krebs und alle sog. Krankheiten
Dr. Ryke Geerd Hamer: Krebs, Krankheit der Seele
David Münnich: Das System der 5 biol.Naturges. Band 1 + 2
Björn Eybl: Die seelischen Ursachen der Krankheiten
Ursula Stoll:Die Sprache der Haut
Claudio Trupiano, Jurist: Danke Doktor Hamer
Christopher Ray: 100 Tage Herzinfarkt
Johannes F. Mandt: Was gesund macht
Dr.med. Therese von Schwarzenberg: Krebs - Heilende
Krankheit? Konfliktlösung statt Chemo und Skalpell
Dr.med. Ernst August Stemmann: Neurodermitis ist heilbar
Inka Satler: Chemotherapie? Nein danke!

Copyright

Alle Anfragen bitte an tommy@merdensch.de

Sollten Sie Rechtschreibfehler finden, war es Absicht. Extra für Rätselfreunde wurden einige in diesem Buch versteckt.